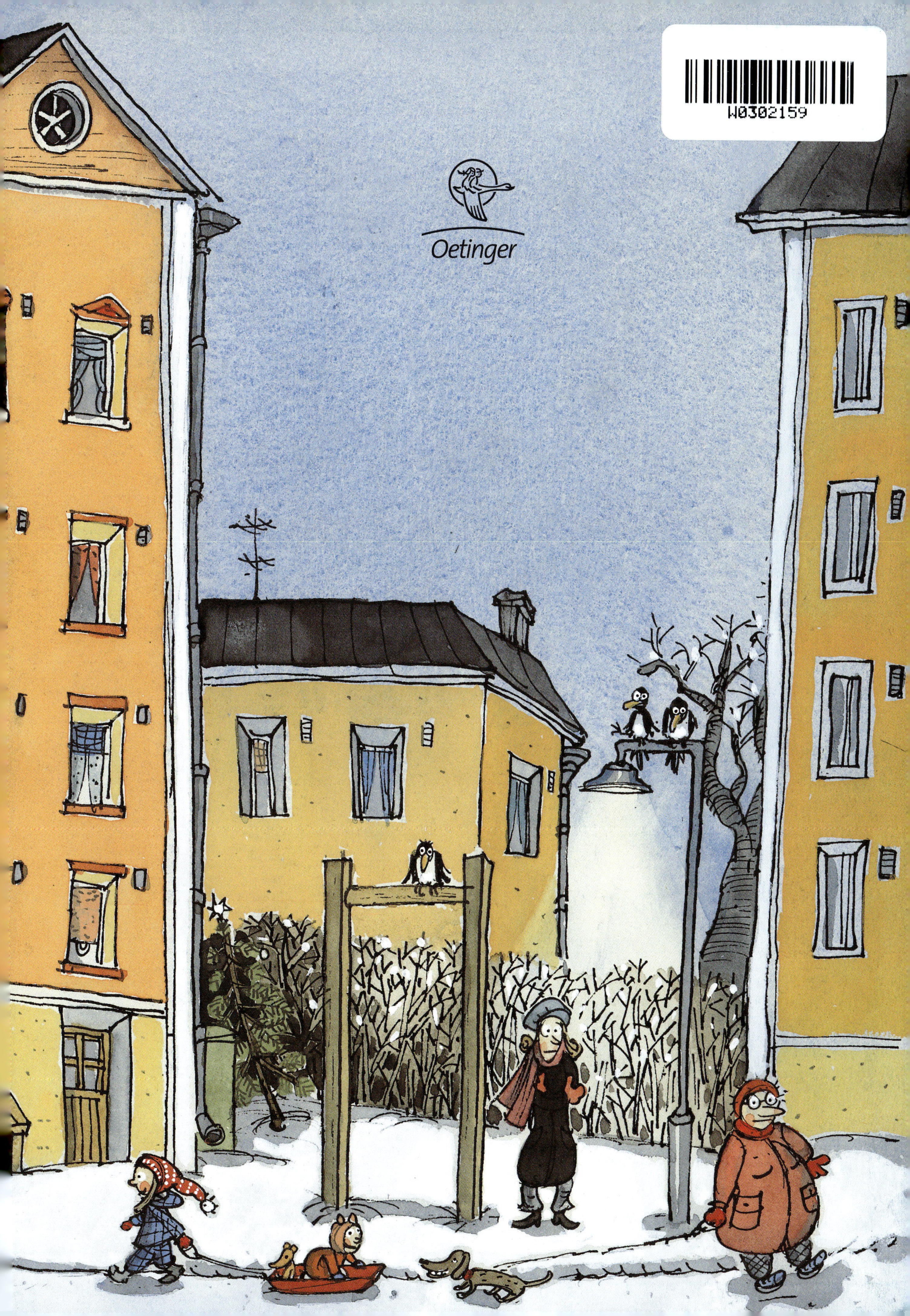

Oetinger

W0302159

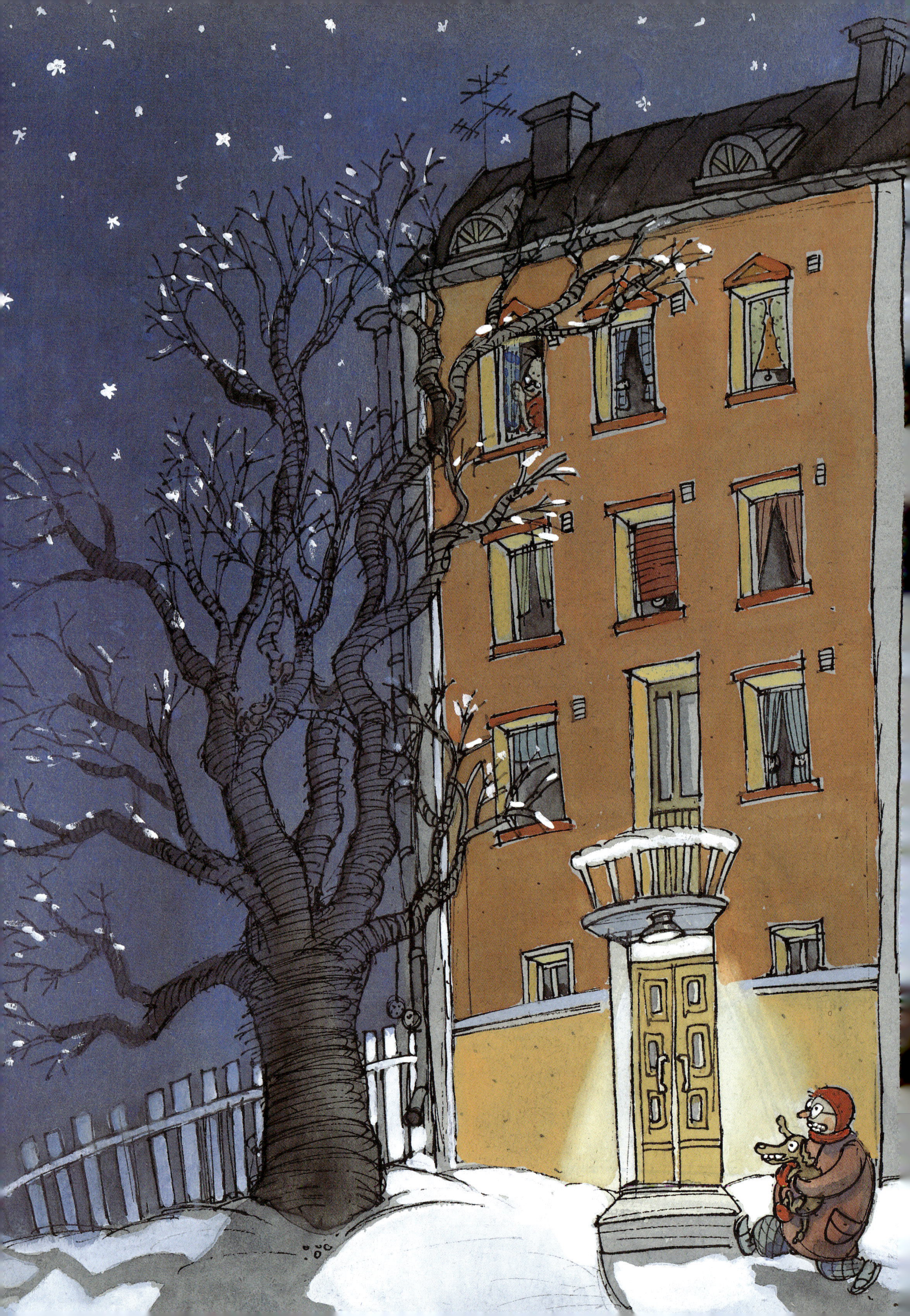

Tove Appelgren · Salla Savolainen

Josefine will nicht schlafen gehen

Deutsch von Dagmar Brunow

Verlag Friedrich Oetinger · Hamburg

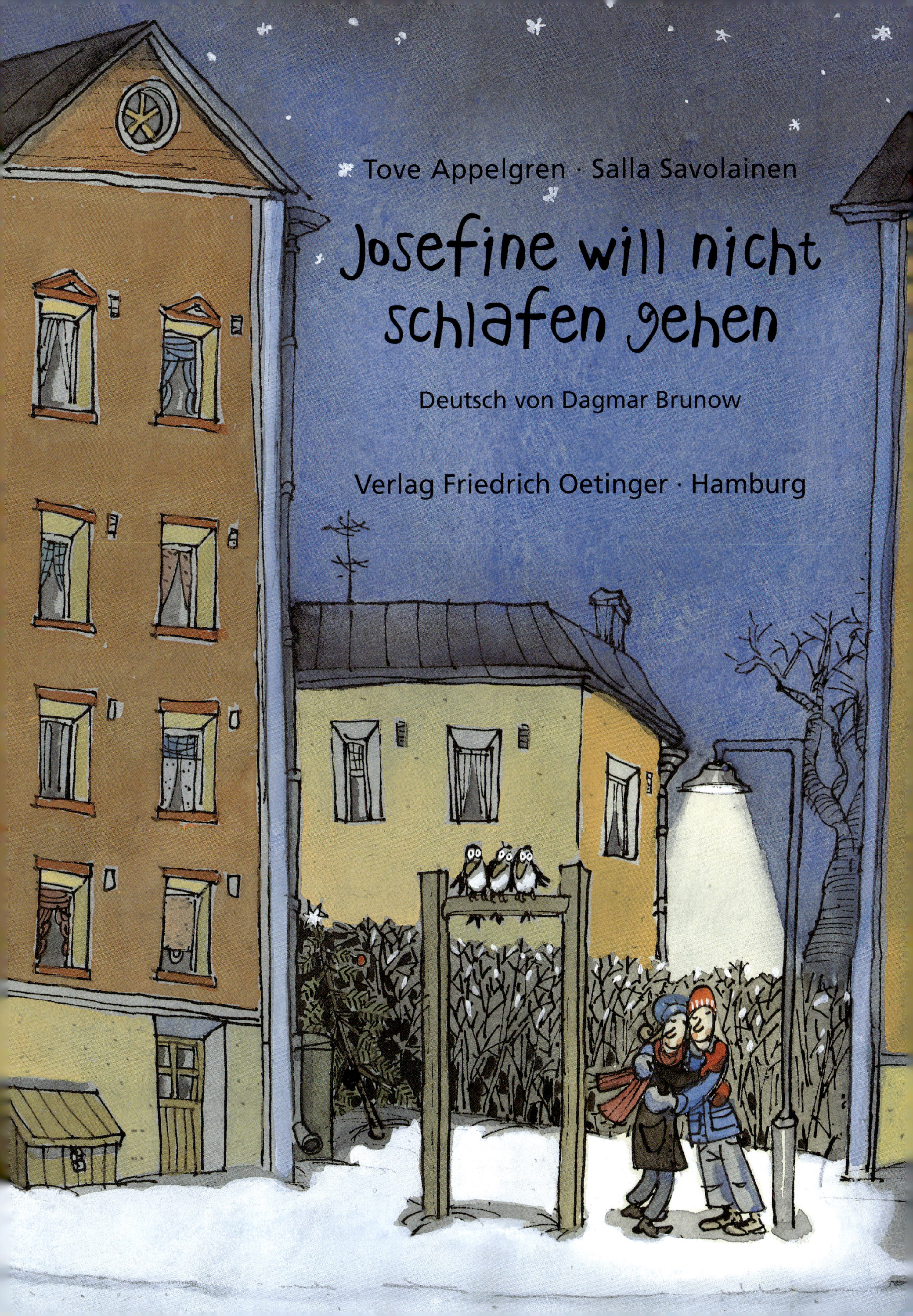

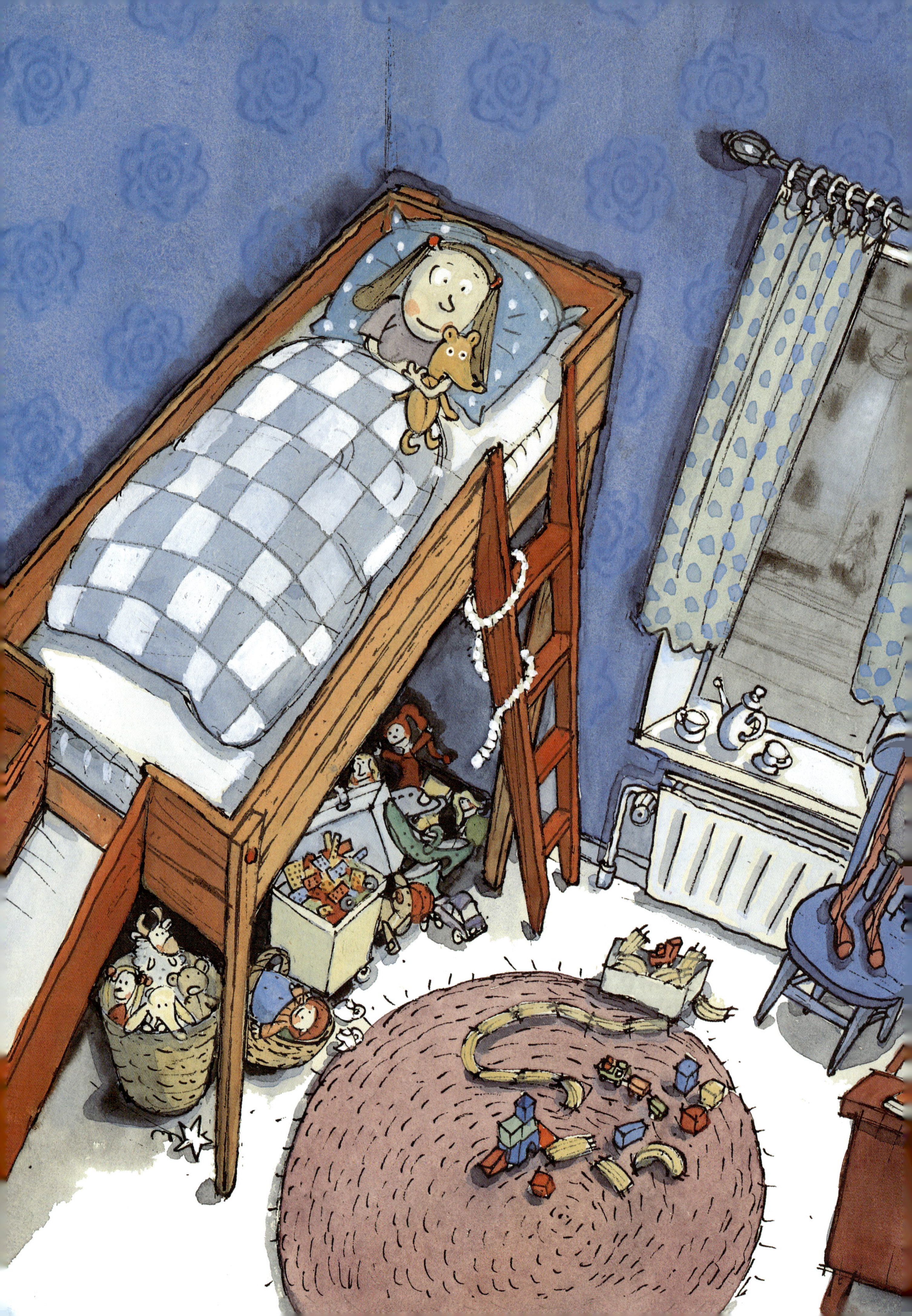

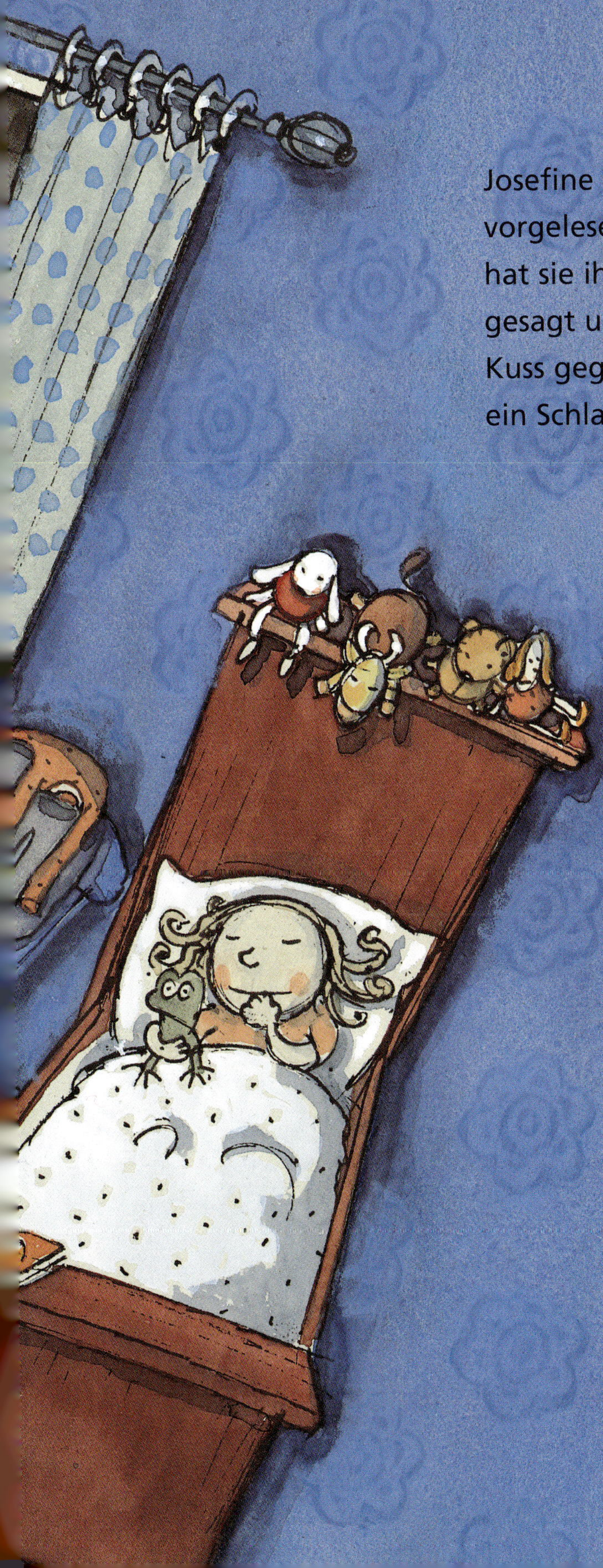

Josefine liegt im Bett. Papa hat ihr zwei Märchen vorgelesen und sie in den Arm genommen. Dann hat sie ihrem großen Bruder Paul gute Nacht gesagt und ihrer kleinen Schwester Wendla einen Kuss gegeben. Und gerade hat ihr Mama noch ein Schlaflied vorgesungen.

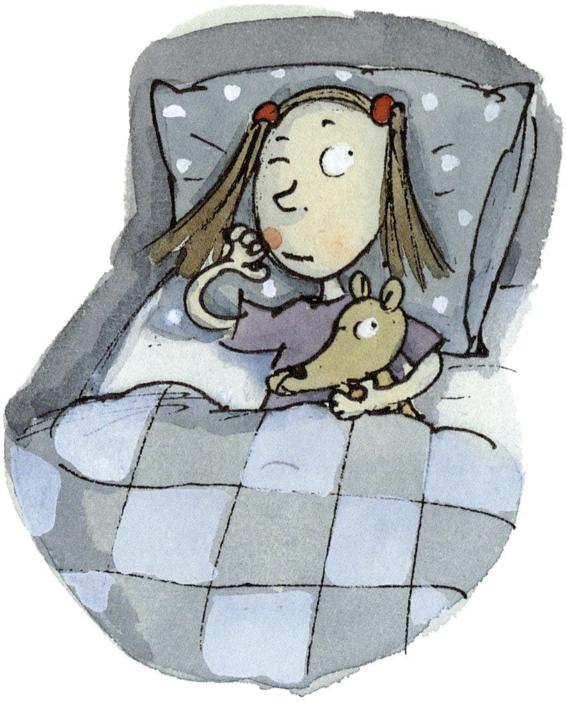

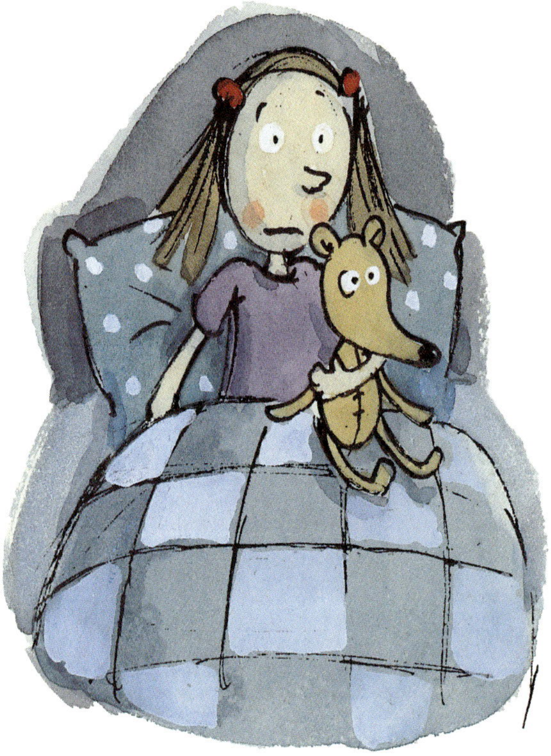

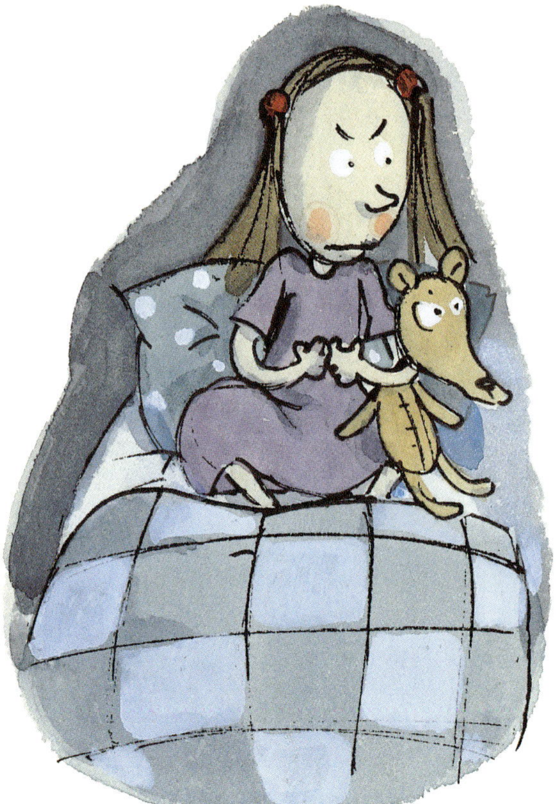

Josefine soll jetzt schlafen. Sie horcht. Sie hält ihren Teddy fest im Arm und wäre fast eingeschlafen. Da hört sie Mama lachen. Warum lacht Mama? Gibt es was Lustiges im Fernsehen? Wieso darf ich eigentlich nicht fernsehen?, fragt sich Josefine erbost. Warum muss ich hier alleine rumliegen? Mama lacht wieder. Wendla jammert leise im Schlaf. Josefine klettert aus dem Bett ...

... und geht zu Mama ins Wohnzimmer.
»Schlaf jetzt, mein Schatz«, sagt Mama. Ihr Blick wandert wieder zum Fernseher.
»Bei dem Krach kann ich nicht schlafen«, sagt Josefine.
»Ab ins Bett jetzt«, sagt Mama.
»Ich kann aber nicht schlafen, wenn du lachst. Und Wendla hat geschrien. Fast!«, sagt sie, als Mama sie ungläubig anguckt.
»Na gut«, sagt Mama mit einem Lächeln. »Dann lache ich eben leiser. Am besten, ich kicher nur«, sagt sie und macht es vor. Josefine muss selbst kichern.
»Gute Nacht, mein Knuddel«, sagt Mama. »Mach bitte die Tür zu.«
Josefine klettert wieder in ihr Bett.

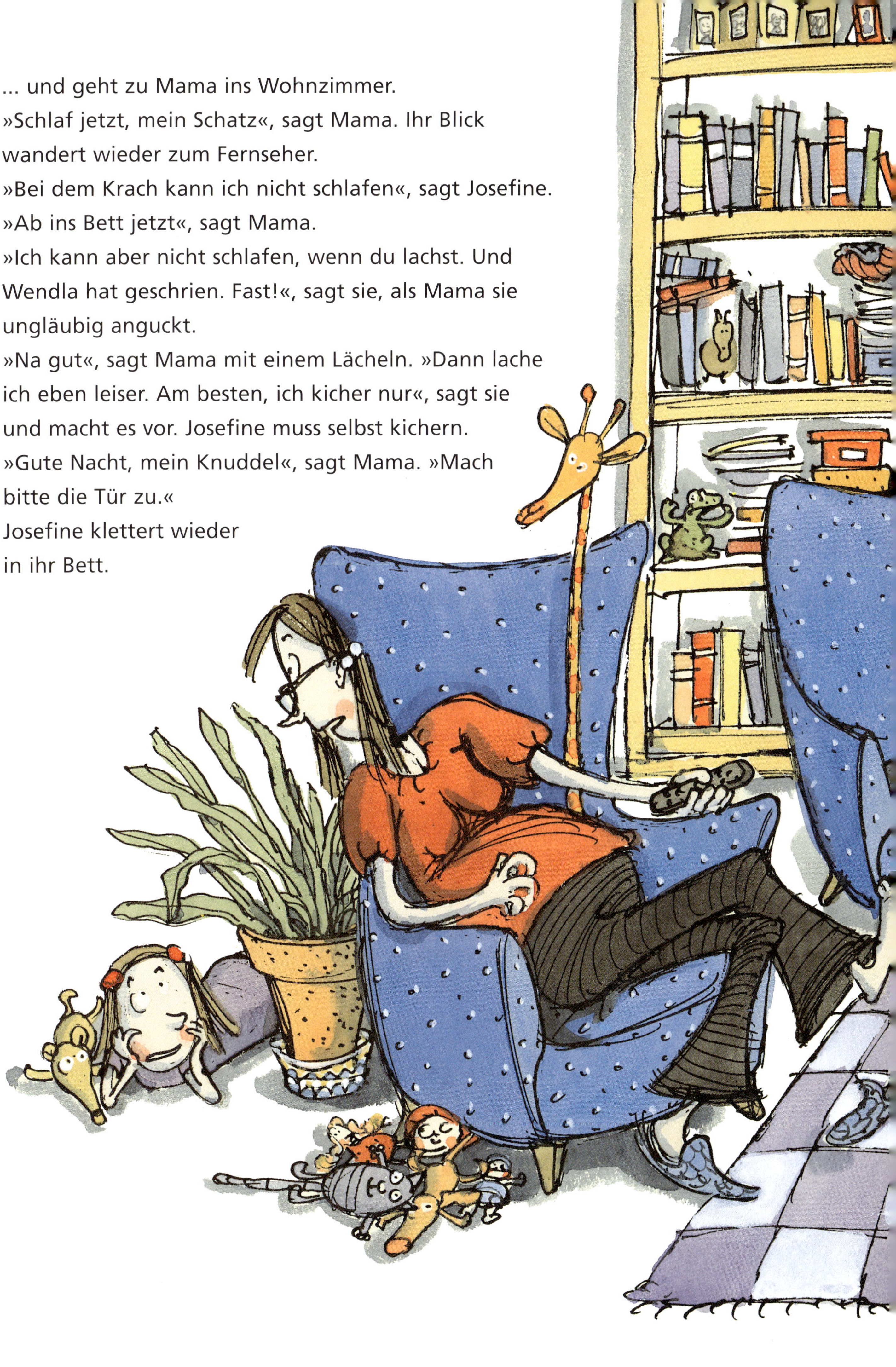

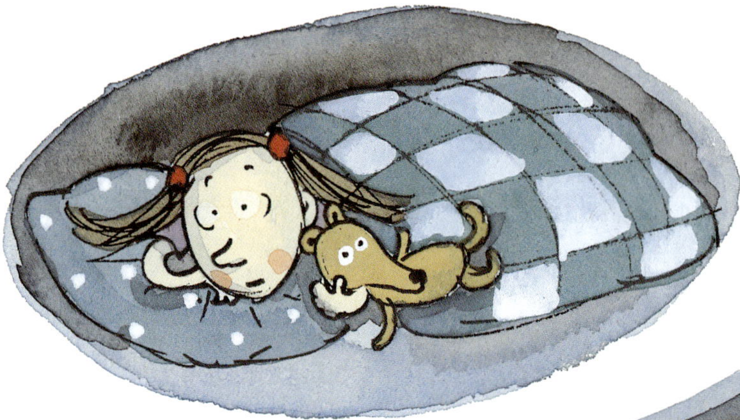

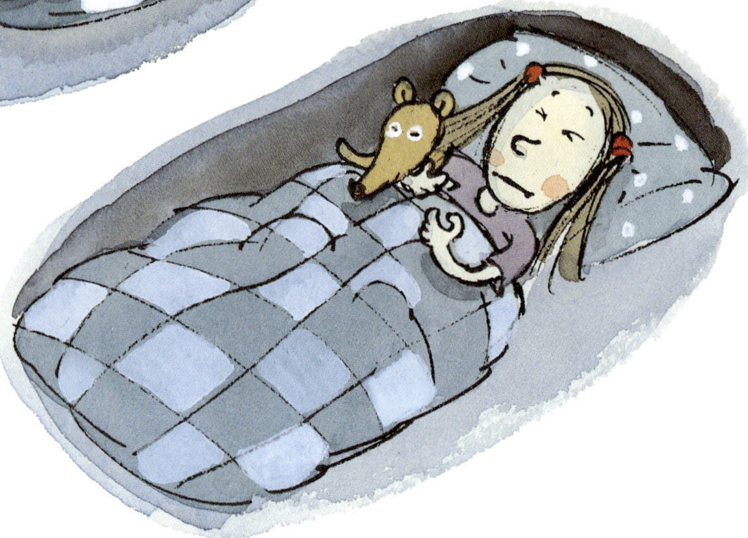

Josefine wälzt sich im Bett hin und her.
Erst liegt sie auf dem Bauch. Dann dreht sie sich auf den Rücken.
Sie versucht auf der Seite zu liegen. Josefine probiert auch aus, wie
Pippi Langstrumpf zu schlafen. Mit den Füßen auf dem Kissen und
dem Kopf unter der Decke. Aber weil sie dabei so schlecht Luft
kriegt, legt sie sich lieber wieder richtig herum.

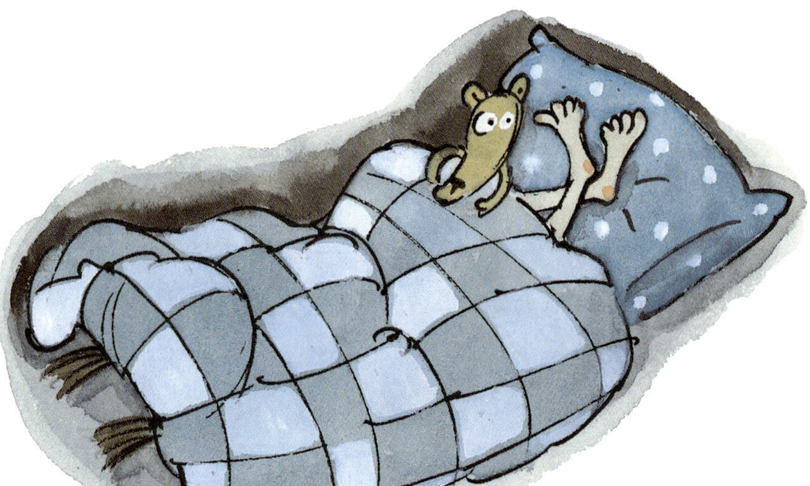

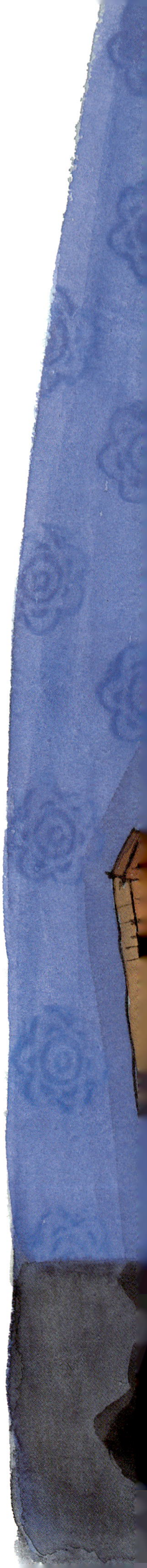

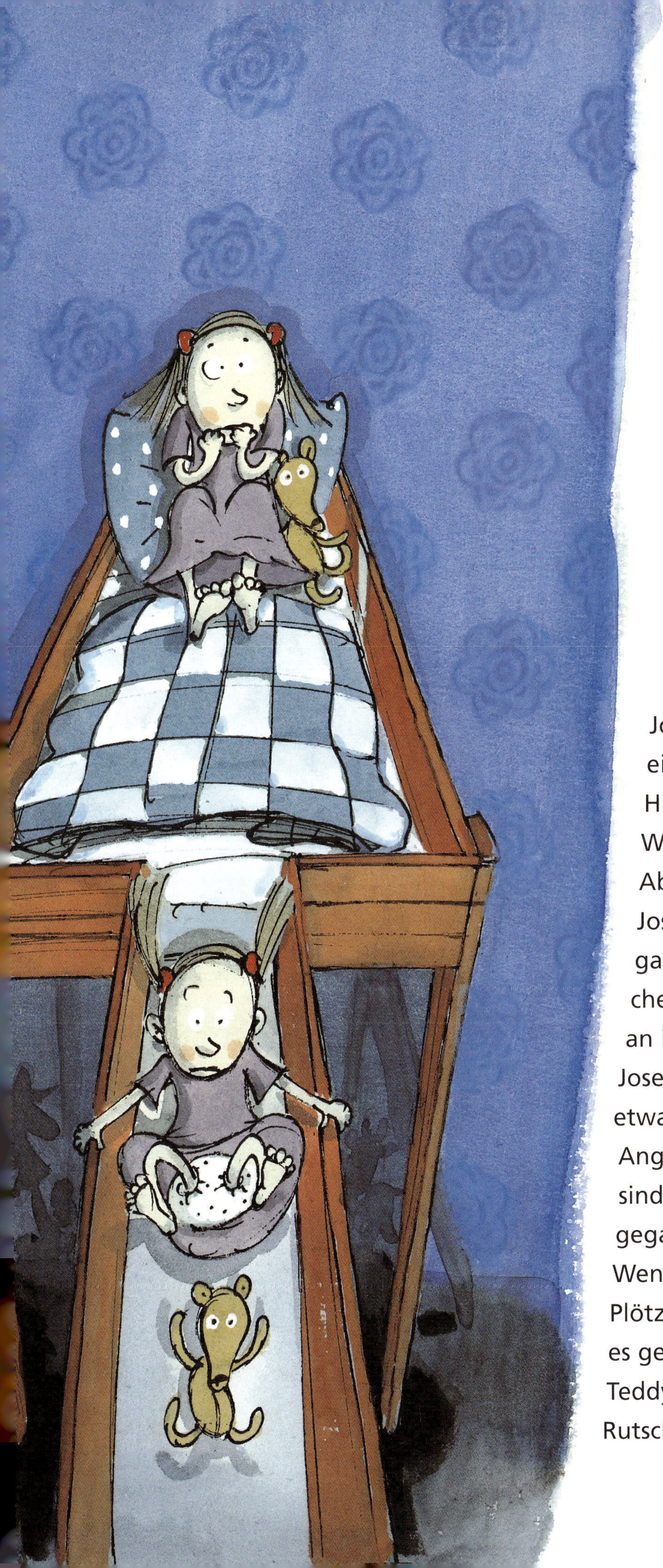

Josefine horcht. Draußen rattert eine Straßenbahn vorbei. Der Hund von den Nachbarn bellt. Wendla zieht die Nase hoch. Aber ...
Josefine hört auf einmal Mama gar nicht mehr. Es ist mucksmäuschenstill. Ob der Fernseher noch an ist?
Josefine spitzt die Ohren. Ist Mama etwa nicht mehr da? Josefine kriegt Angst. Man stelle sich vor, vielleicht sind Mama und Papa mit Paul weggegangen und haben Josefine und Wendla allein gelassen.
Plötzlich ist sich Josefine sicher, dass es genau so ist. Sie nimmt ihren Teddy und saust blitzschnell die Rutsche am Bett runter.

»Was ist denn jetzt schon wieder?«, fragt Mama und muss husten. Sie hat sich an einem Bissen von ihrem Brot verschluckt, als Josefine in die Küche gestürmt ist.
»Ihr seid so leise!«, sagt Josefine vorwurfsvoll. »Ich dachte, ihr seid weggegangen.«
Papa guckt aus dem Arbeitszimmer. »Was ist los? Geht's dir nicht gut? Bist du krank?«, fragt er Josefine. Josefine überlegt.

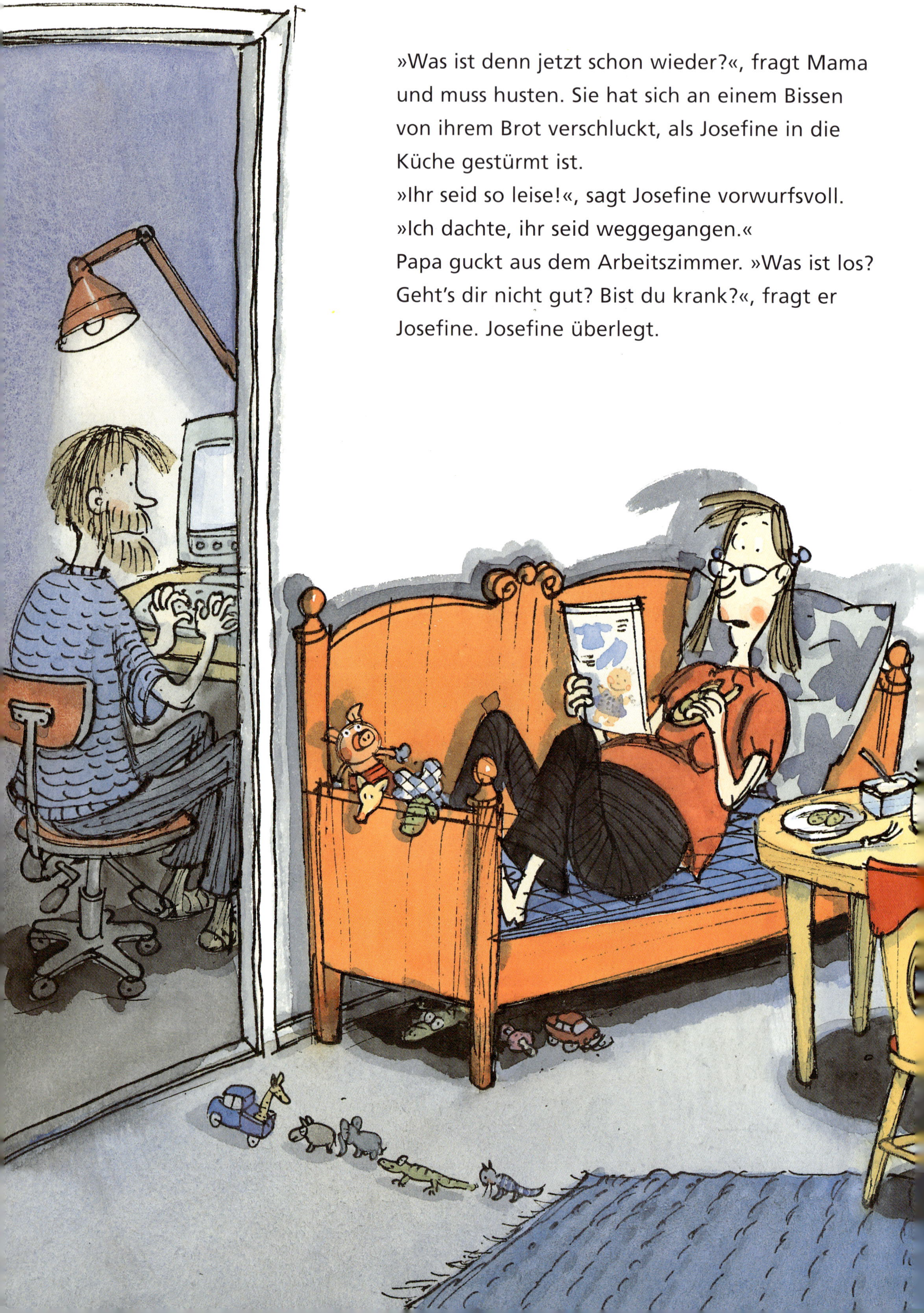

Krank? Vielleicht ist sie tatsächlich krank ...
»Josefine geht's bestens«, sagt Mama und wischt die Brotkrümel zusammen. »Wir sind alle hier und niemand will weggehen. Geh wieder ins Bett.«
Josefine schlurft zurück in ihr Zimmer, klettert aufs Bett und weiß genau, dass sie nie im Leben einschlafen kann ...

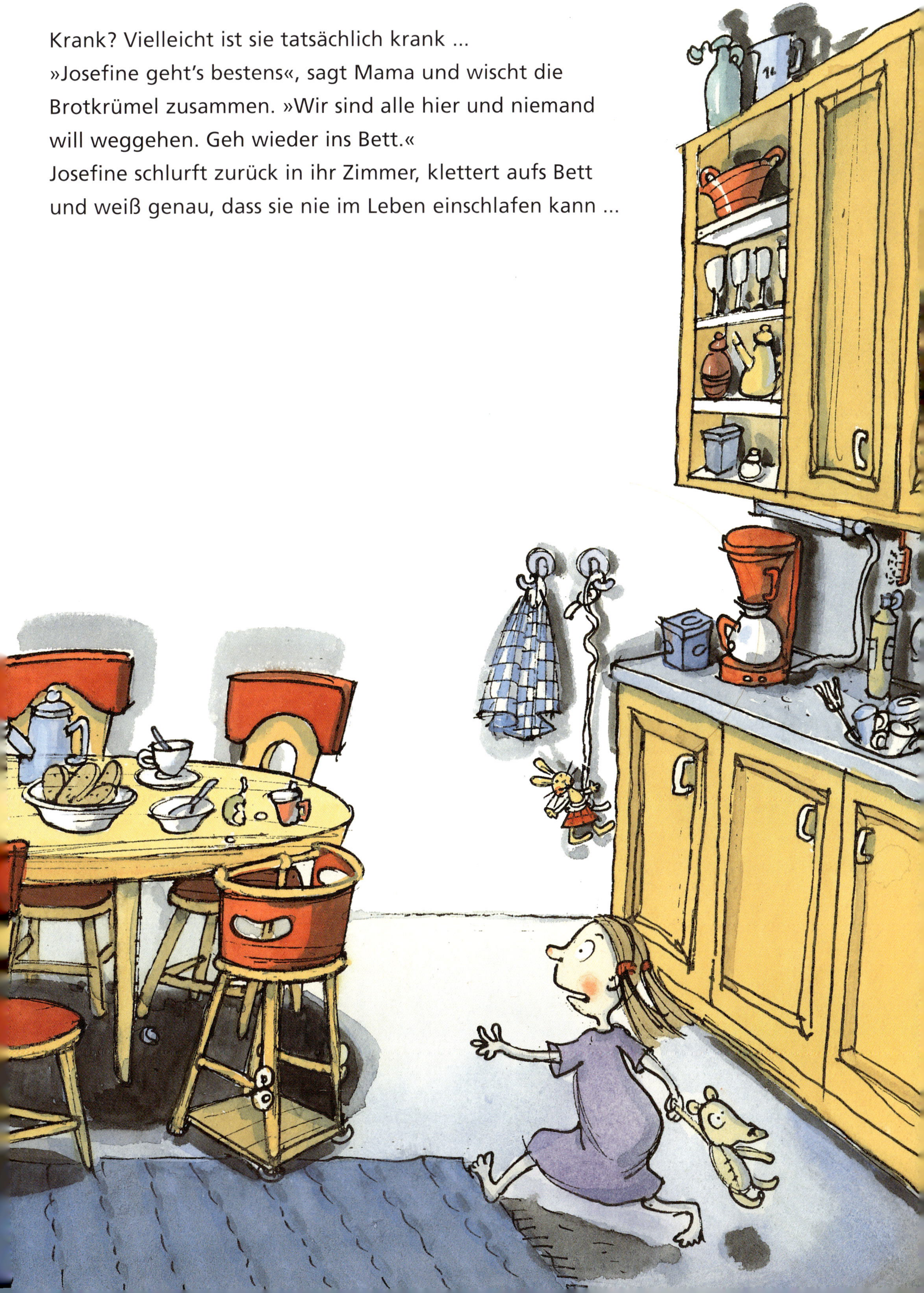

Josefine träumt.

Sie träumt vom Brunnen, den es beim Sommerhaus gibt.

Im Brunnen lebt die Brunnenhexe.

Josefine sieht, wie sich der Brunnendeckel langsam hebt.

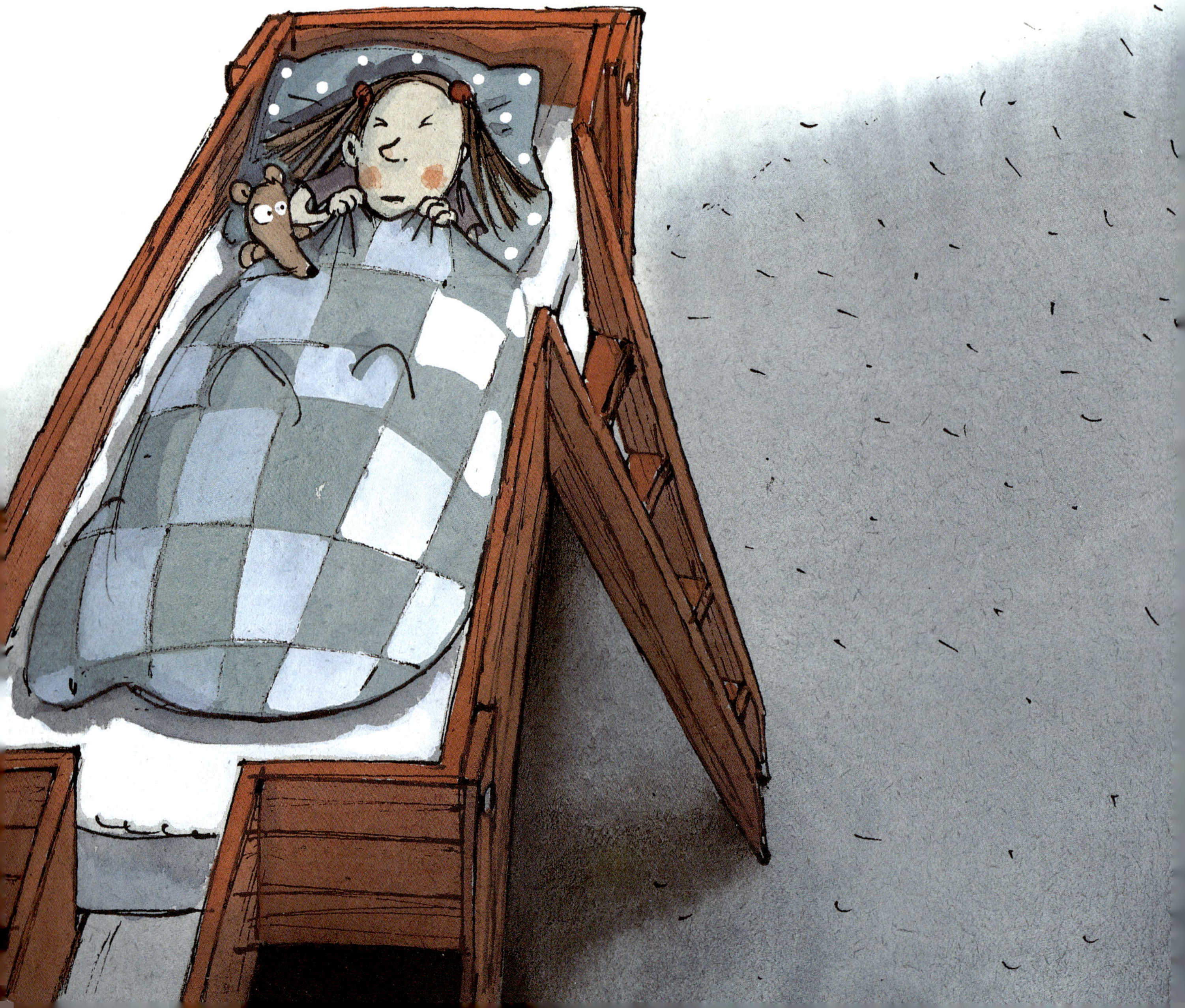

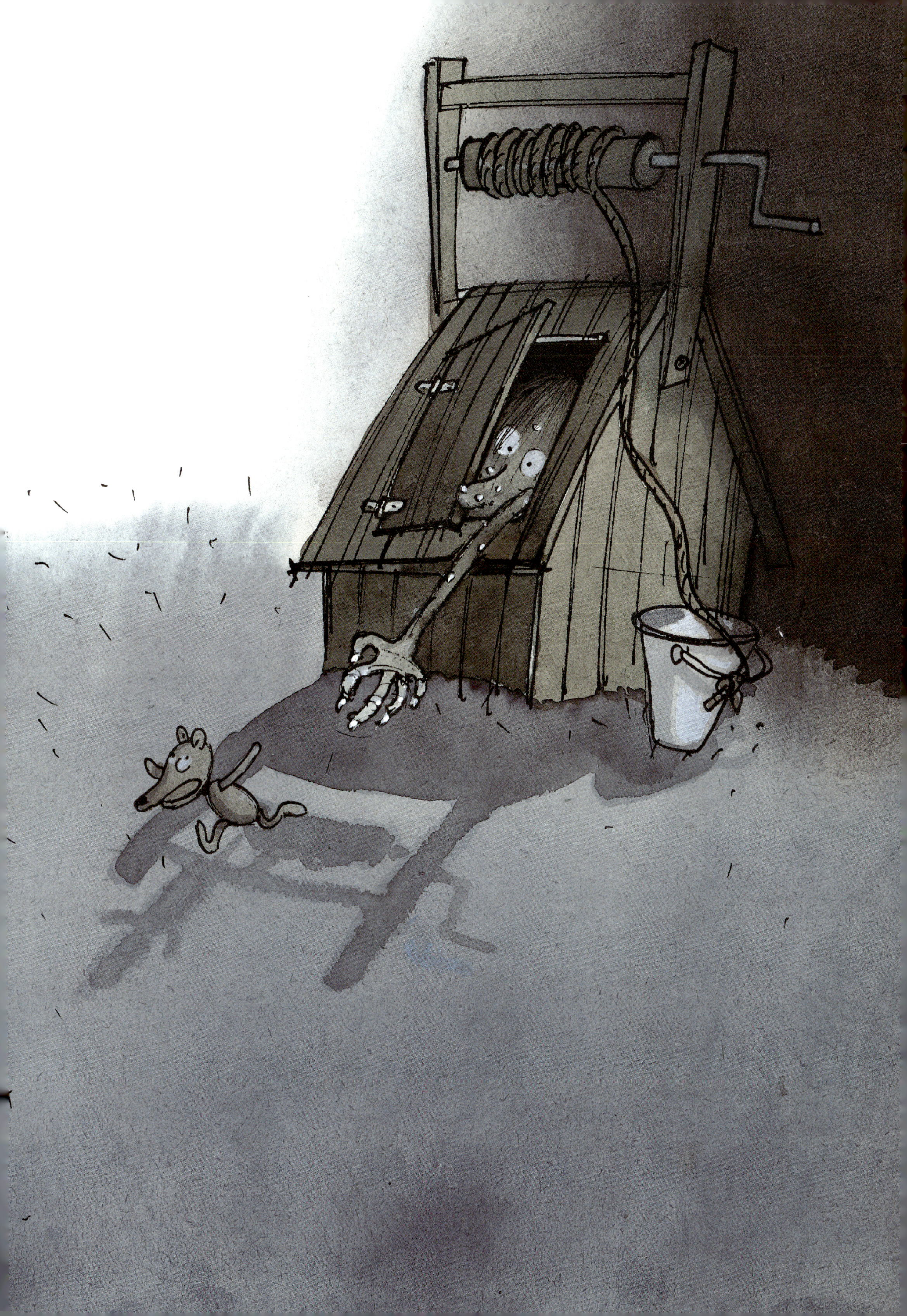

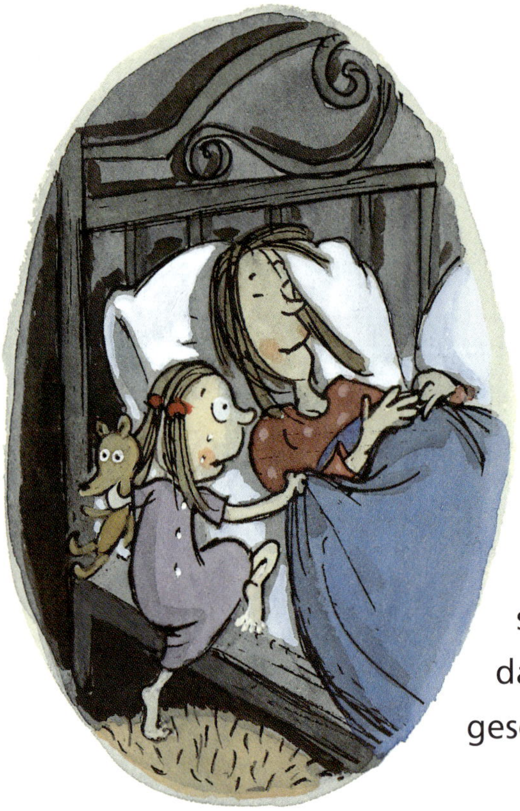

Mit einem Ruck wacht Josefine auf. Sie setzt sich hin. Um sie herum ist alles dunkel. Als ihr der Traum wieder einfällt, fängt sie an zu weinen. Sie tapst ins Schlafzimmer zu Mama und Papa. Vorsichtig krabbelt sie bei Mama unter die Bettdecke und schläft sofort ein. Sie schläft so tief und fest, dass sie am nächsten Morgen ganz ausgeschlafen und fröhlich ist.

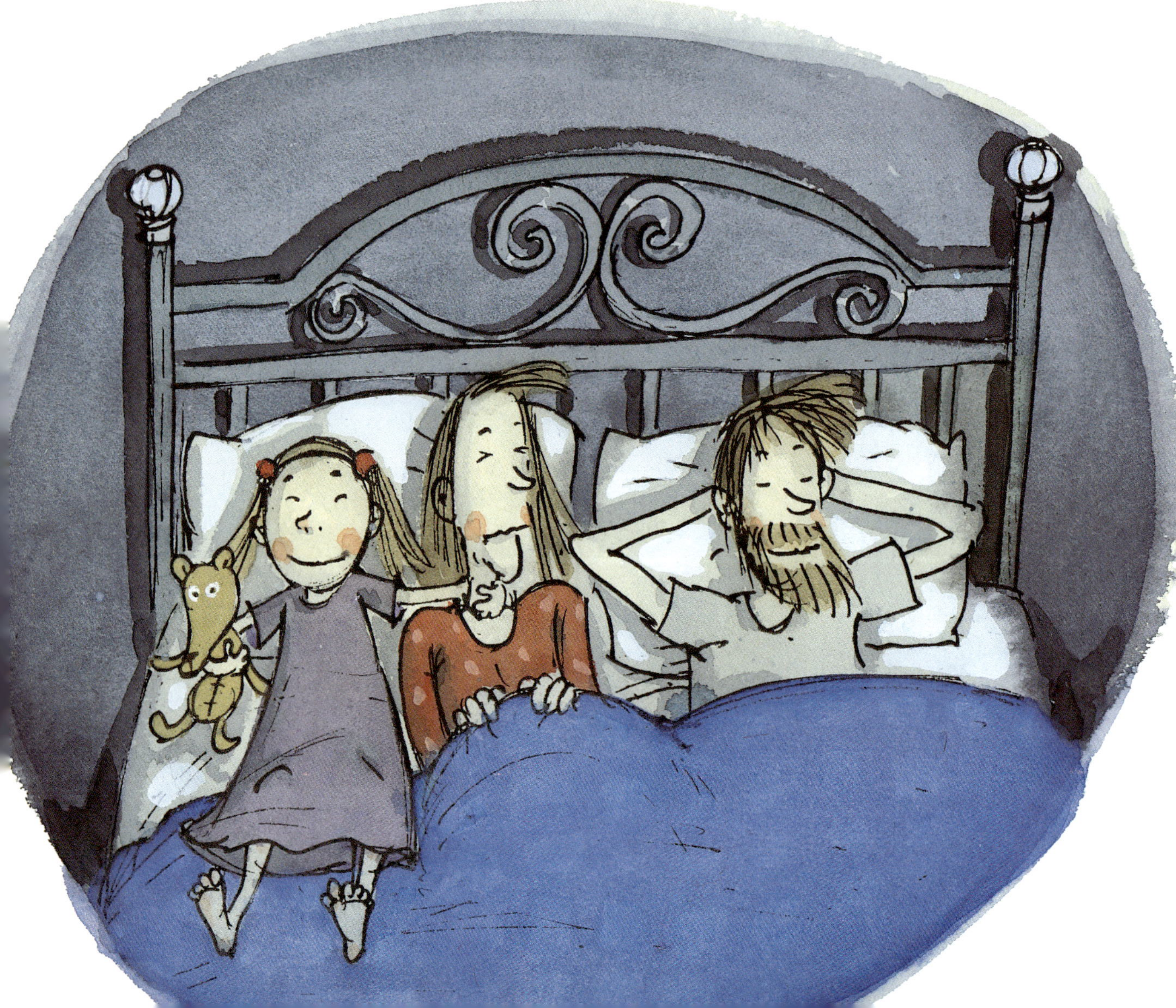

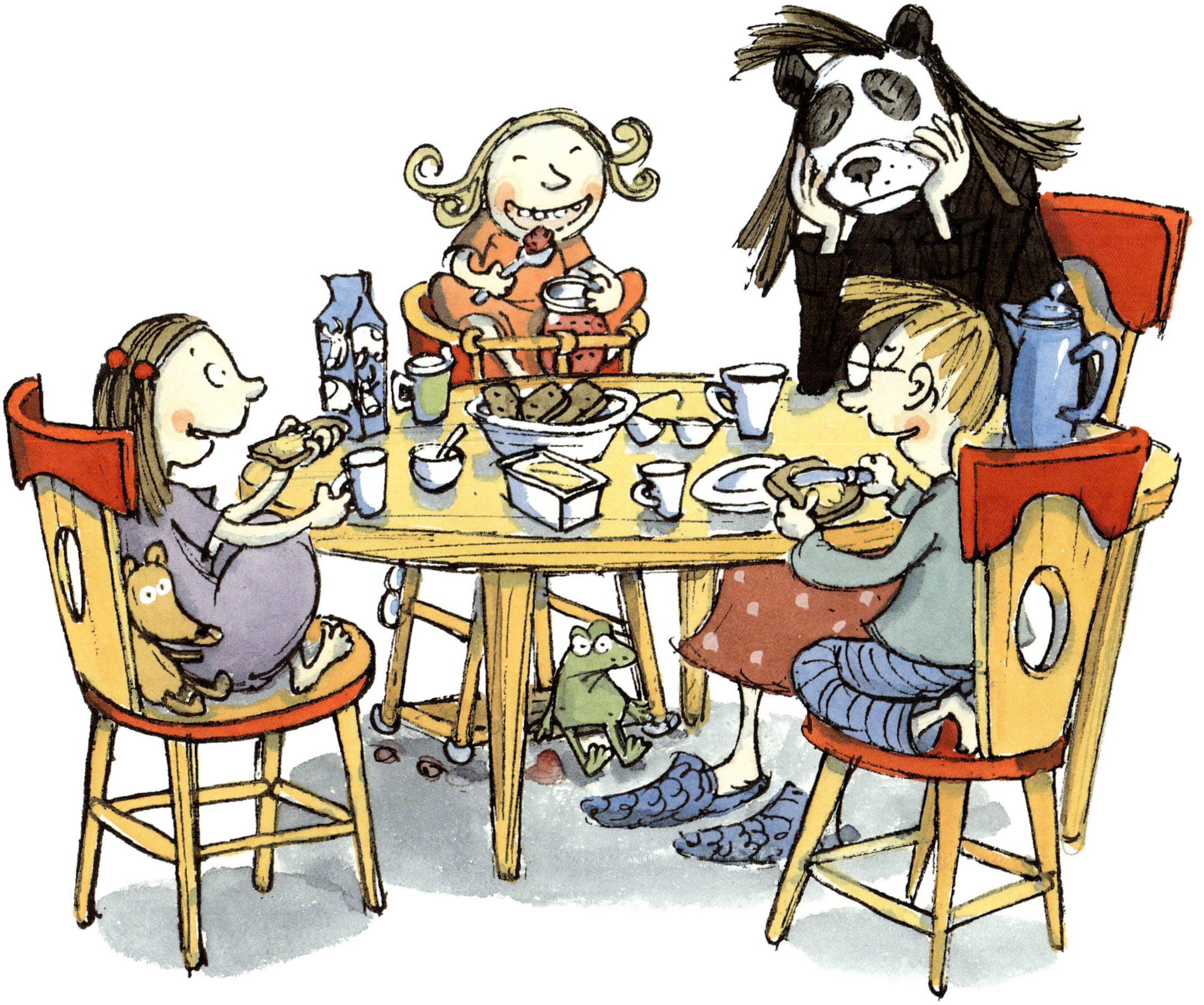

Aber Mama hat keine gute Laune. Sie brummelt beim Frühstück vor sich hin.
»Du bist wie ein Bär«, sagt Josefine lieb zu ihr. »So einer mit schwarzen Augenringen.«
»Ein Pandabär«, sagt Paul.
Mama seufzt und will gerade etwas sagen, als sie bemerkt, dass Wendla die Marmelade direkt aus dem Glas isst. Da sieht Mama noch müder aus.
Aber Wendla lacht.

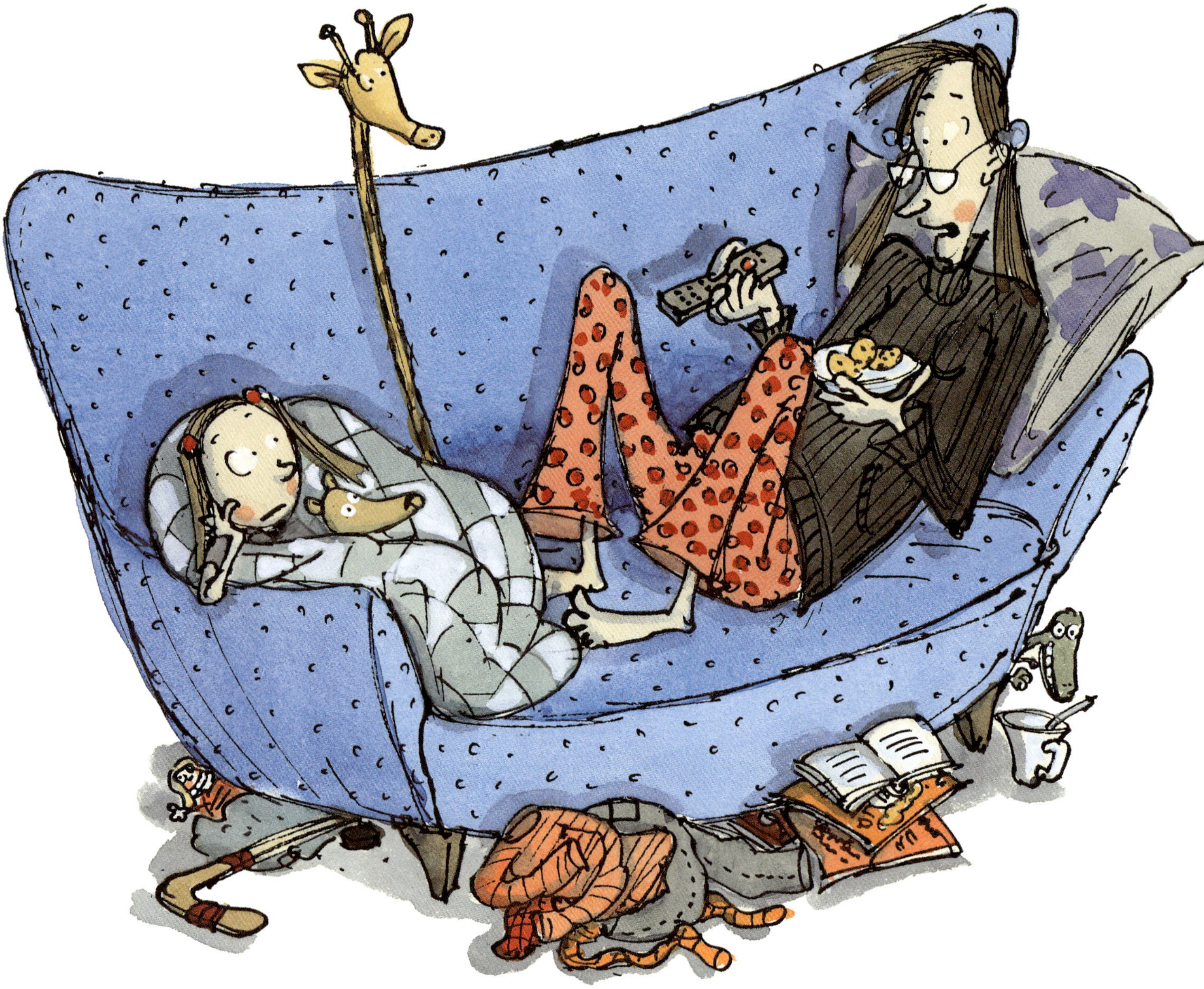

Josefine will nicht, dass es wieder Abend wird. Sie hört gar nicht hin, als Mama sagt, sie soll ins Bett gehen. Erst als Mama mit ihr schimpft, zieht sich Josefine ihren Schlafanzug an.
»Ich kann aber nicht einschlafen!« Begreift Mama das denn nicht?
»Leg dich einfach ins Bett.«
»Aber Mama, ich kann nicht …«
»Ich kann dich nicht zum Schlafen zwingen, aber du gehörst ins Bett …«
»Aber Mama!«
»… wenn du hier stehen bleibst, schläfst du ganz sicher nicht ein! Und das hier ist keine Kindersendung.«
Josefine will gar nicht fernsehen. Sie will Mama erzählen, dass sie bestimmt sofort an die Hexe denken muss, aber …
»Leg dich hin, leg dich hin, legdichjetzthin! Wie oft soll ich dir das noch sagen?«

Im Bett versucht Josefine an gar nichts zu denken. Vor allem nicht an doofe Brunnen.
»In Wirklichkeit gibt es gar keine Brunnenhexe«, sagt sie sich mit fester Stimme.
Wendla zieht die Nase hoch. Josefine fühlt sich nicht mehr so allein.
Als sie am nächsten Morgen aufwacht, liegt sie in Mamas Bett. Papa guckt sie erstaunt an.
»Wo ist Mama?«, fragt er. Josefine schaut sich um.
Mama ist nicht da.
»Hast du wieder Alpträume gehabt?«, fragt Papa. Josefine kann sich nicht mehr genau erinnern. Sie nickt.
»Du Ärmste«, sagt Papa und streichelt ihr beim Aufstehen über den Kopf.
»Wo ist Mama?«, fragt Paul, der noch ganz verschlafen ins Zimmer kommt.
»Mama-wo?«, fragt auch Wendla, die gerade aufgewacht ist. »Wo-wo?«

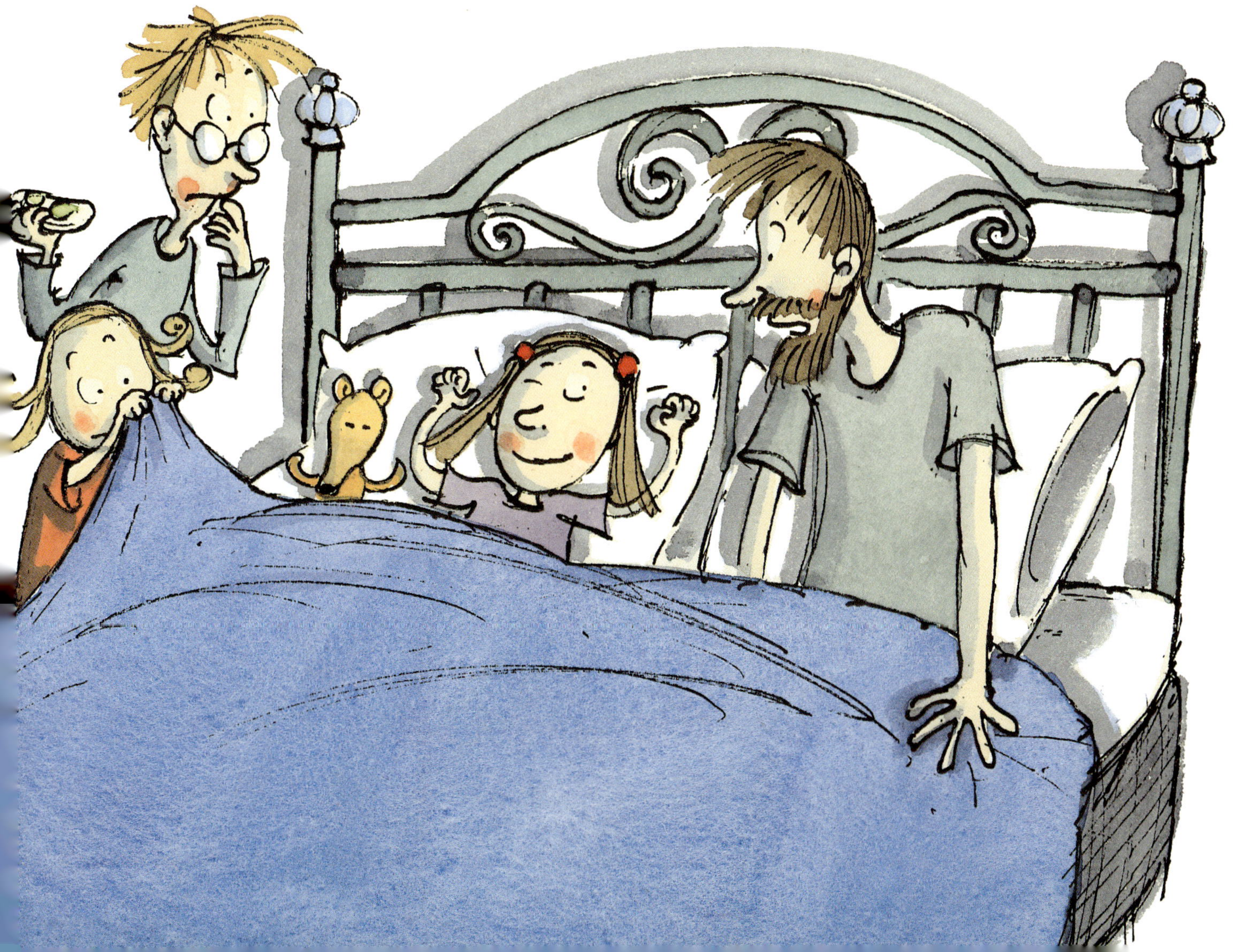

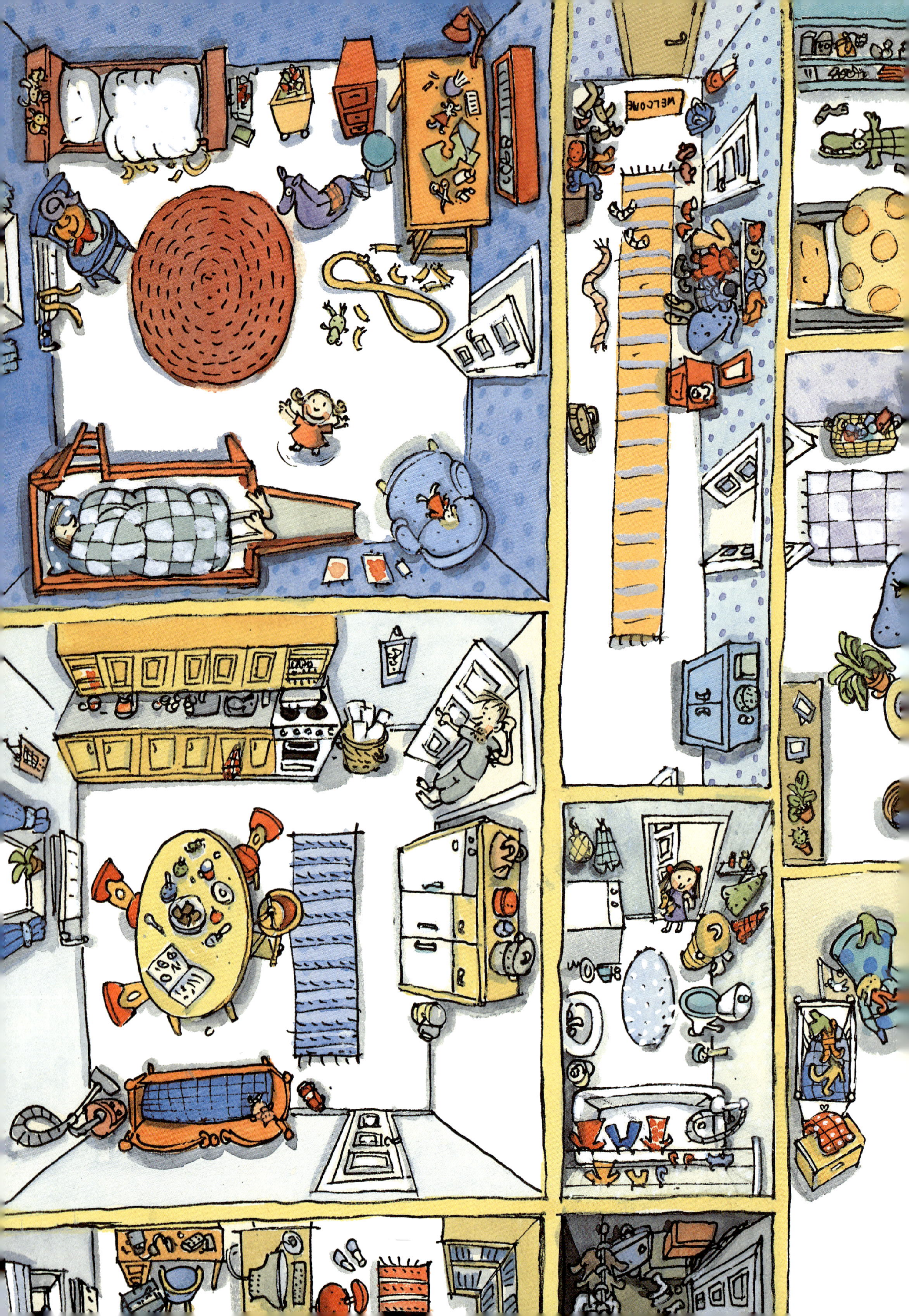
WELCOME

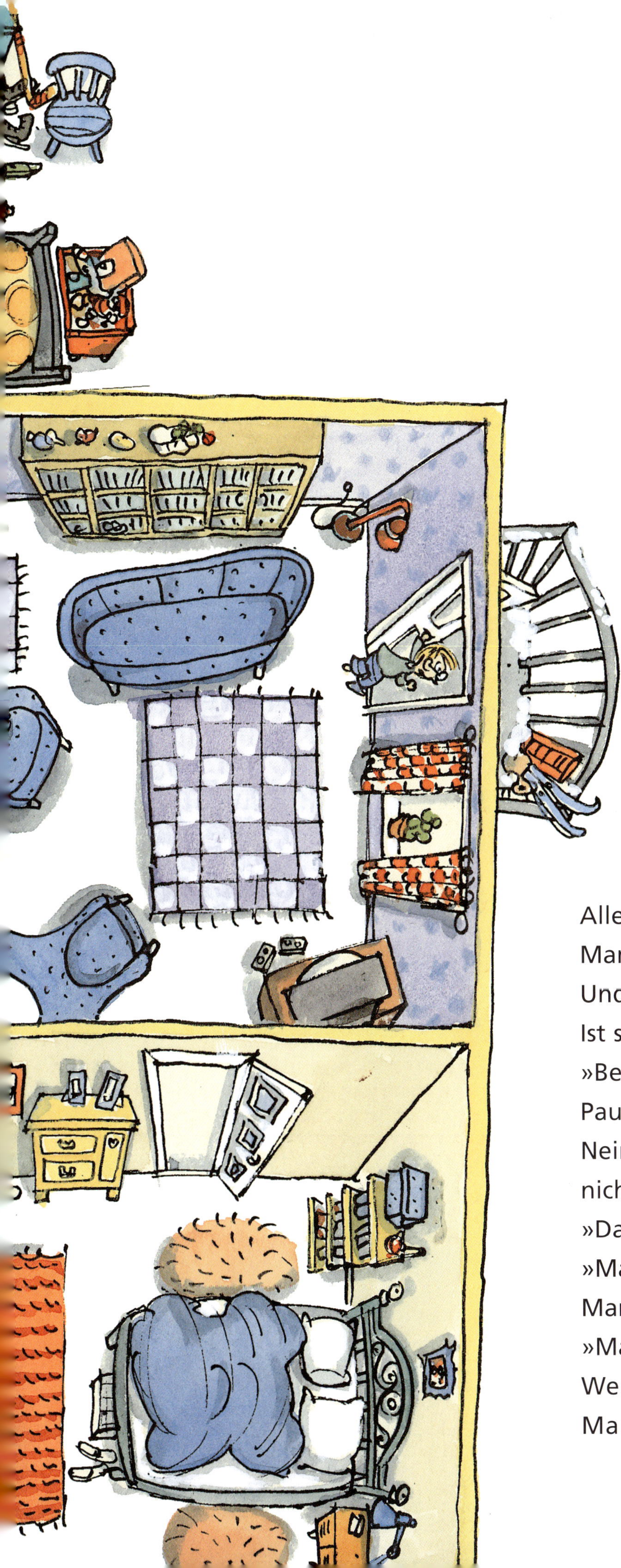

Alle machen sich auf die Suche.
Mama ist nicht im Badezimmer.
Und in der Küche ist sie auch nicht.
Ist sie etwa auf dem Balkon?
»Bei der Kälte bestimmt nicht«, sagt
Paul. Er guckt aber trotzdem nach.
Nein, auf dem Balkon ist Mama
nicht.
»Da!«, ruft Wendla plötzlich.
»Ma-ma-da!« Und sie hat Recht.
Mama ist wieder da.
»Ma-ma, Ma-ma, Ma-ma.«
Wendla hüpft fröhlich umher, bis
Mama aufwacht.

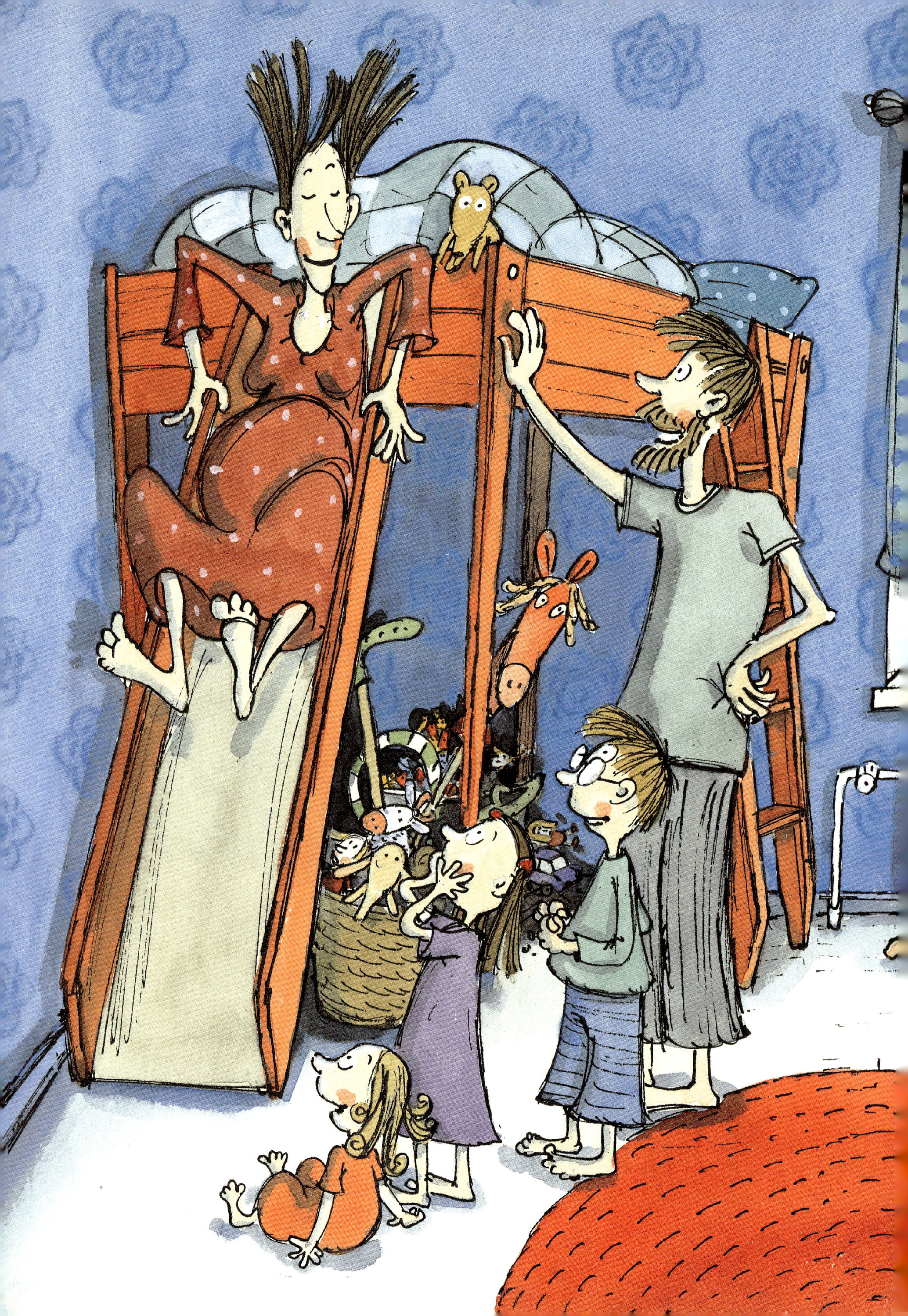

»Ach, da bist du!«, ruft Papa erstaunt.
»Hast du etwa in meinem Bett geschlafen?«
Josefine lacht.
Dann lachen alle. Mama saust die Rutsche hinunter.
»Elegant«, sagt Papa.

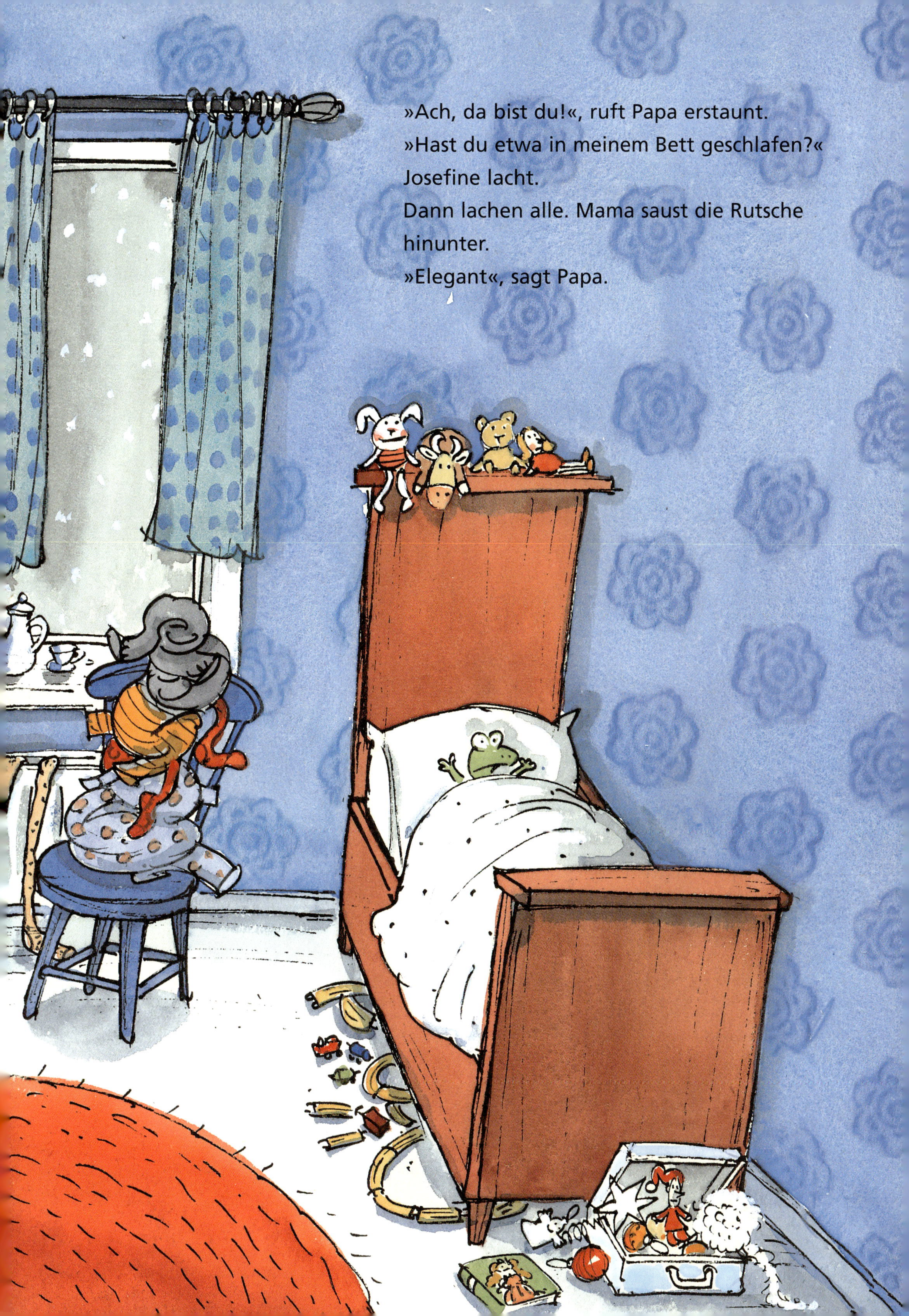

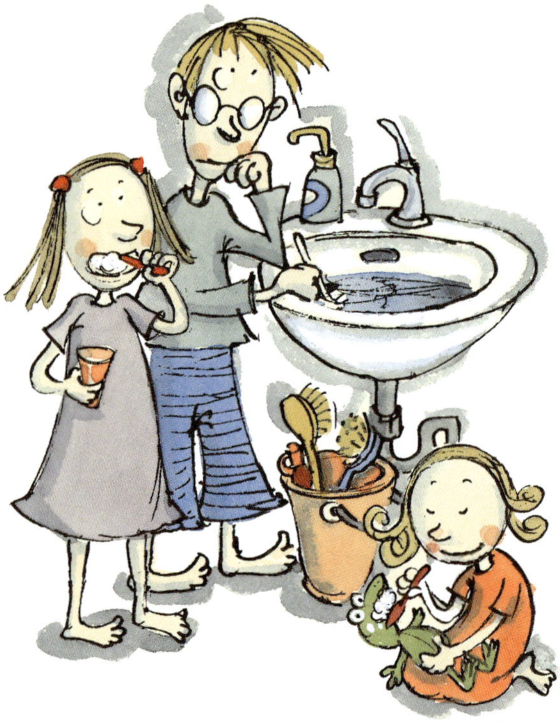

Und als es wieder Abend wird, haben alle Kinder »Jetzt-aber-marsch-ins-Bett-und-vergesst-nicht-die Zähne-zu-putzen-und-zwar-ordentlich« gehört. Und als dann Mama Paul und Josefine eine Geschichte vorgelesen hat und Papa Wendla ein Schlaflied vorgesungen hat, will Mama mit Josefine reden.

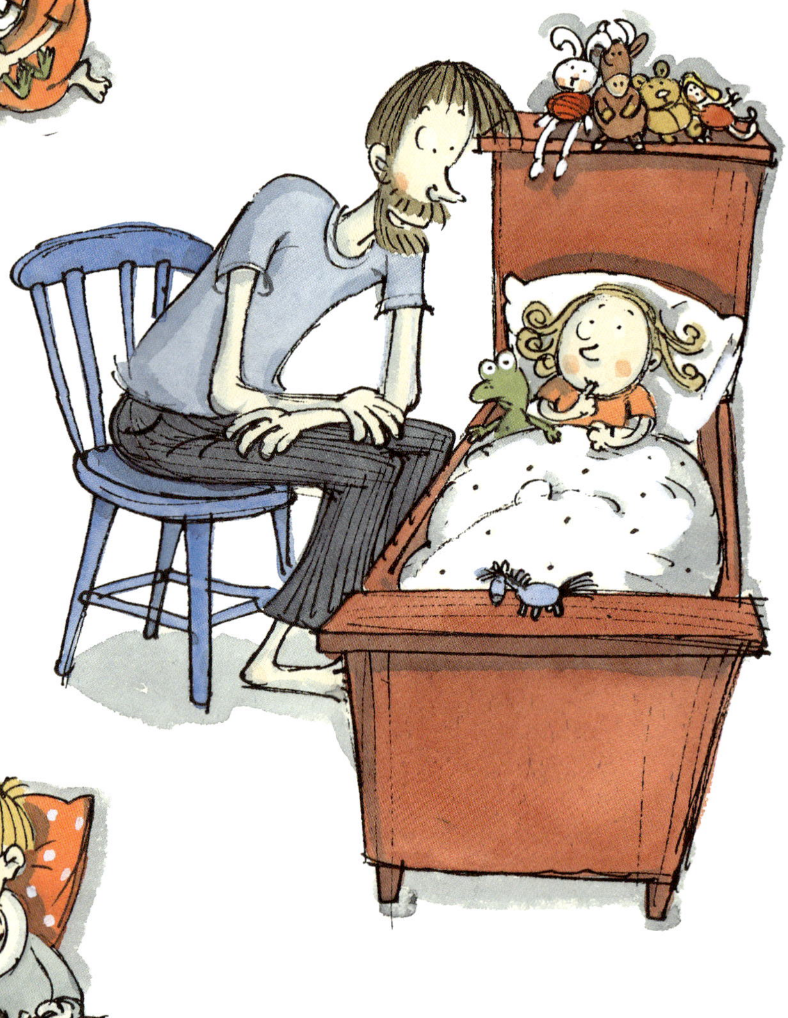

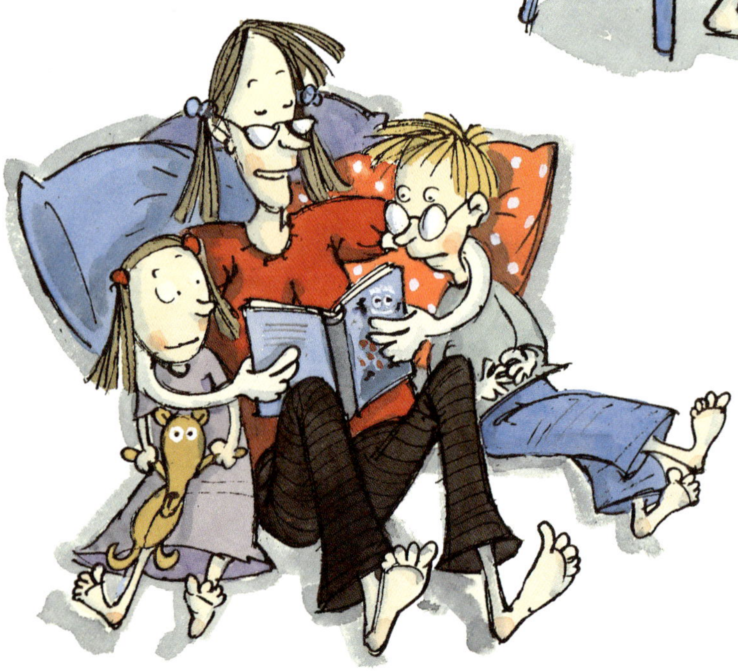

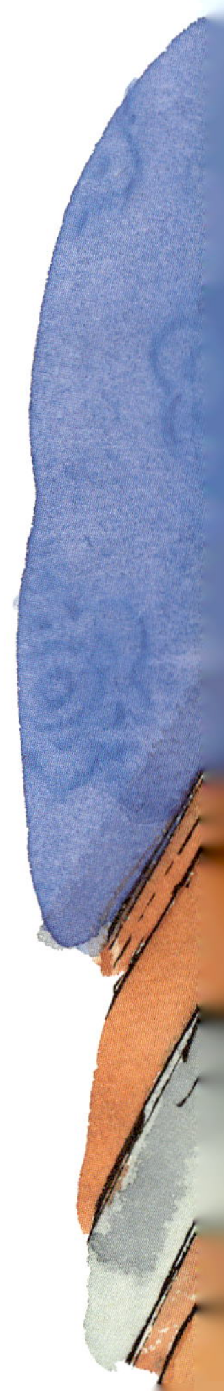

»Hör mir mal gut zu!«, sagt Mama.
»Ich weiß doch, was du sagen willst!«, sagt Josefine und seufzt. »Dass ich in meinem eigenen Bett schlafen soll.«
»Ja genau«, sagt Mama. »Ich brauche auch meinen Schlaf. Wenn ich nicht schlafen darf, kann ich nicht arbeiten und mich um die Familie kümmern. Dann werd ich wütend und reg mich auf und ...«
»... und das ist kein Spaß«, sagt Josefine.
Denn sie versteht, dass Mamas auch schlafen müssen.
»Na, dann weißt du ja, was ich meine. Du bist ja auch schon ein großes Mädchen! Schlaf gut!« Mama gibt Josefine einen Gutenachtkuss und geht aus dem Zimmer.

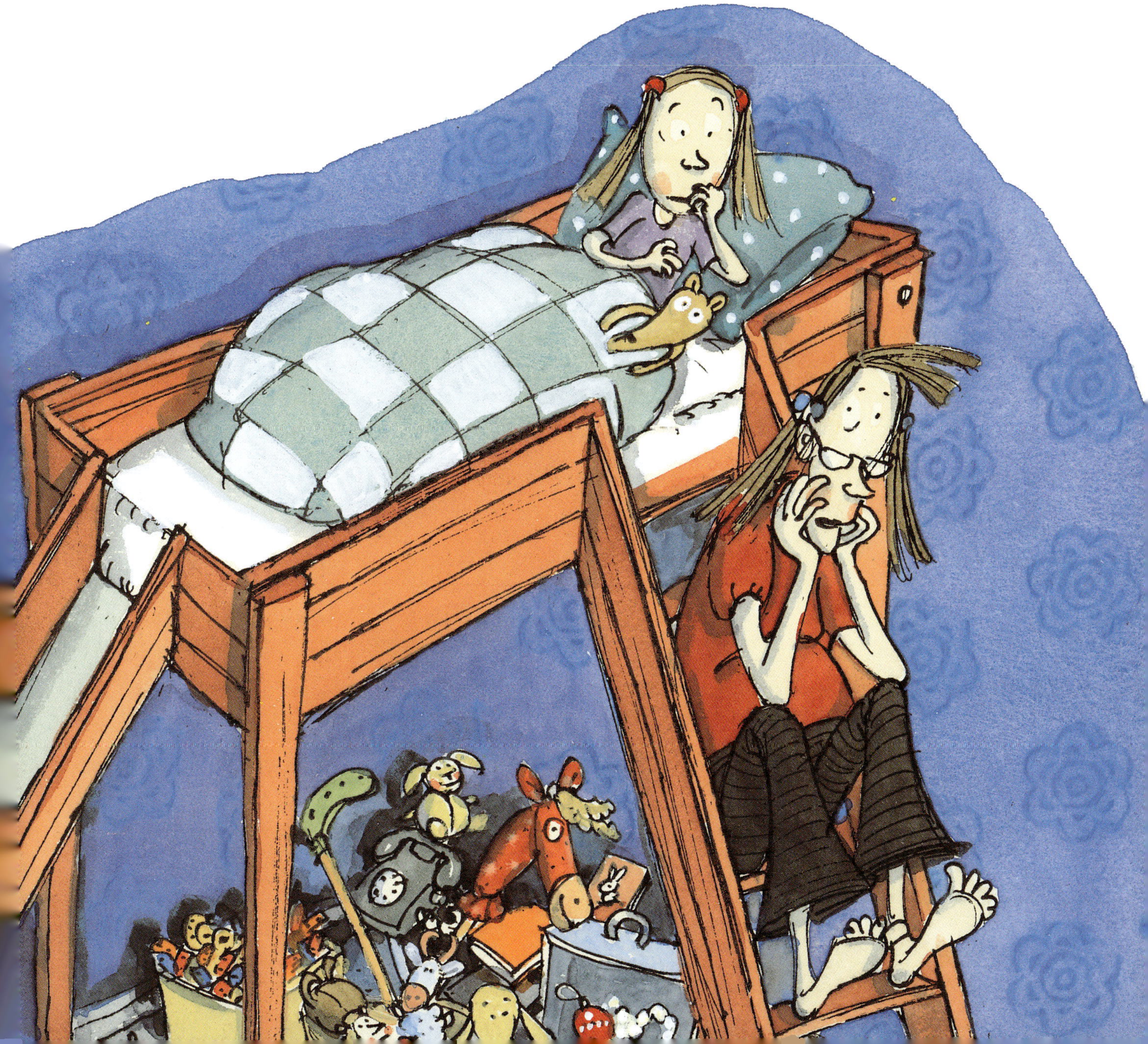

Josefine singt leise vor sich hin.
Brunnenhexen gibt es nicht.
Josefine versucht an etwas
anderes zu denken.
Sie flüstert Teddy etwas ins Ohr.
Sie erzählt ihm vom Fahrrad, das
sie vielleicht im Frühling bekommt.
Sie erzählt ihm, dass sie bald zwanzig Meter schwimmen kann, und sie
erklärt ihm, wie man Prinzessinnenkleider malt. Teddy hört gut
zu. Dann fallen Josefines Augen zu
und sie schläft ein.
Ruck!
Josefine ist hellwach. Ein Alptraum. Schon
wieder derselbe! Mama! Ich will
zu Mama!, denkt sie, saust auf der Rutsche
nach unten und tapst zu Mamas Bett.
Besetzt! Da liegt schon Wendla! Mama und
Papa sind wach. Wendla sieht aus, als ob
sie Fieber hätte. Josefine geht wieder in
ihr Zimmer. Niemand hat sie bemerkt.

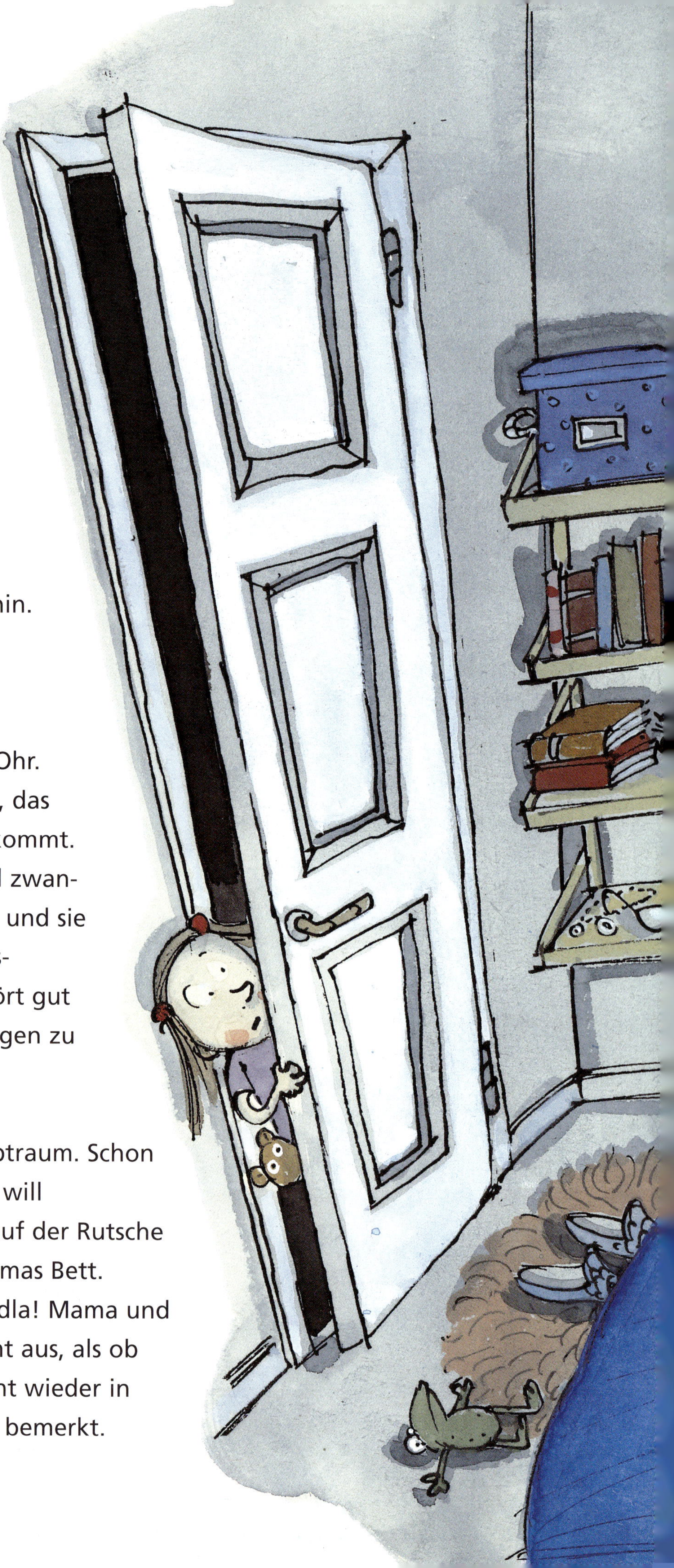

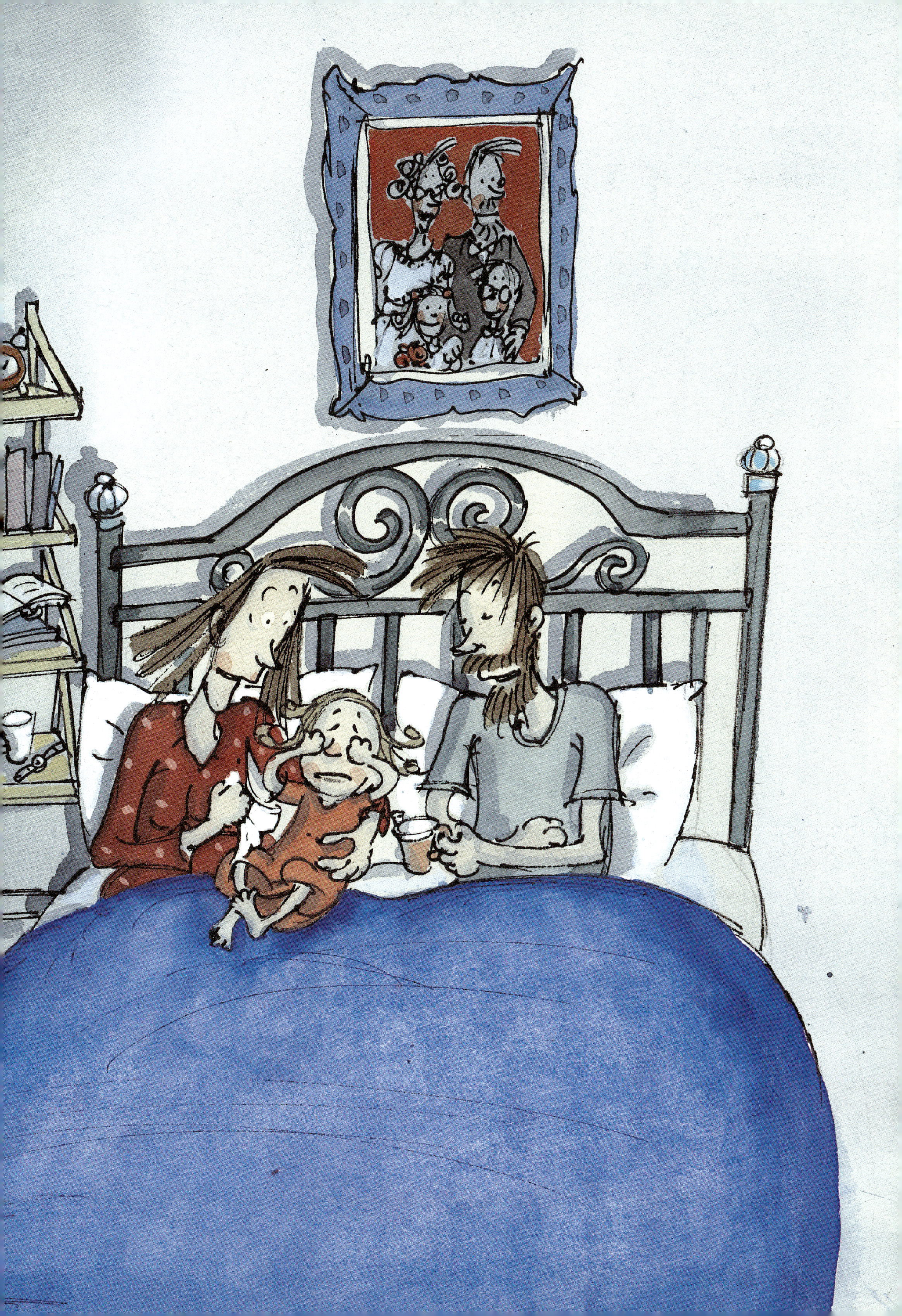

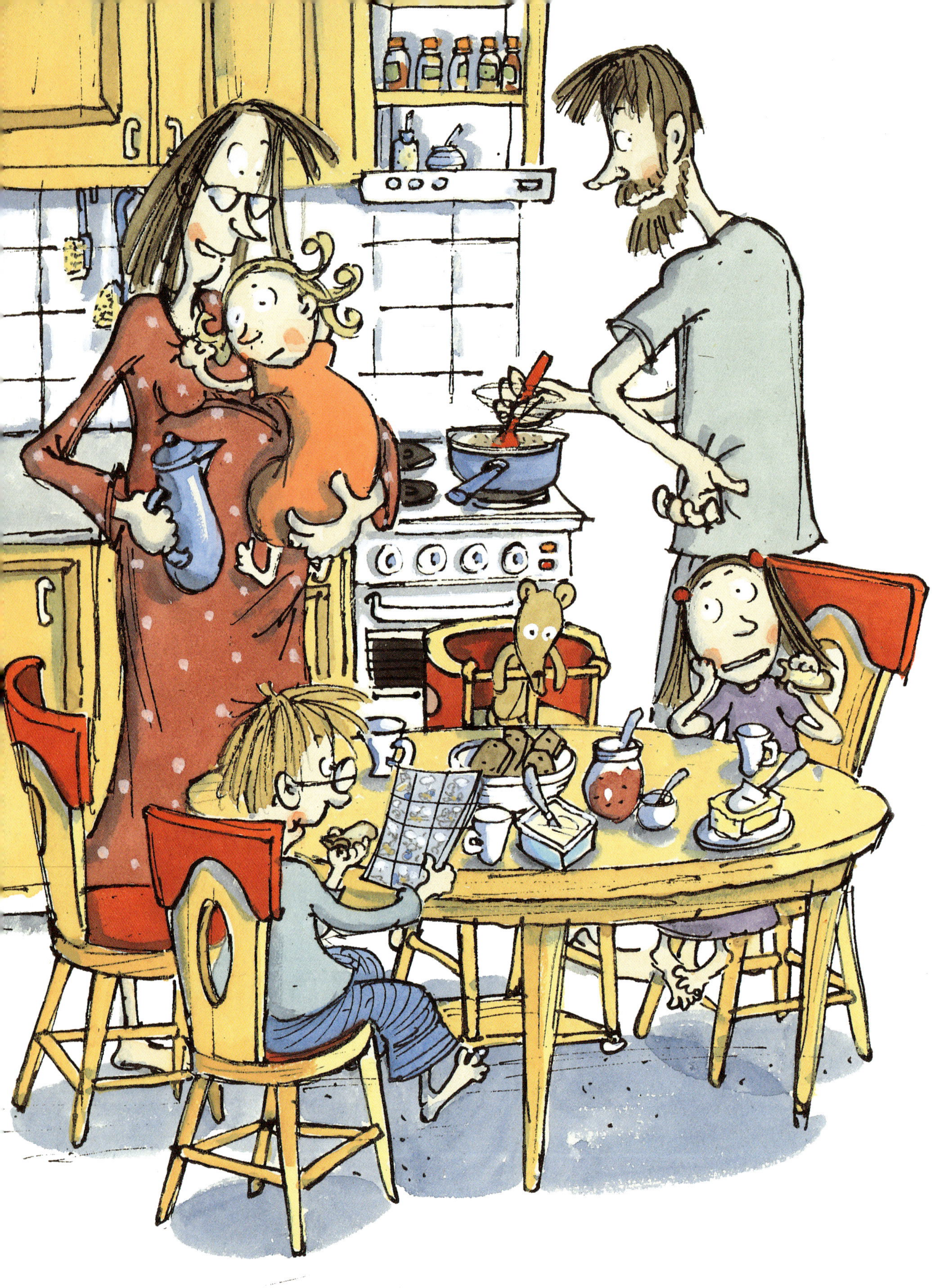

»Da siehst du«, sagt Mama am nächsten Morgen. »Wenn man sich etwas fest vornimmt, dann klappt es auch. Im eigenen Bett schläft man einfach am besten.« Josefine sagt nichts. Sie isst ihr Brot. Wendla hustet.

Es ist Samstag. Das bedeutet Süßigkeiten und Fernsehen. Josefine will sich eine Tiersendung angucken. Die kleinen Eisbären sind so süß!

»Ich bin der Kleine da, der so schmusig ist!«, sagt Josefine.

»Wau wau!«, sagt Wendla.

»Nein!« Paul muss lachen. »Das ist kein Hund! Das ist eine Robbe! Du bist die Robbe und jetzt fress ich dich!« Wendla kreischt und lacht.

Josefine betrachtet die Schneelandschaft.

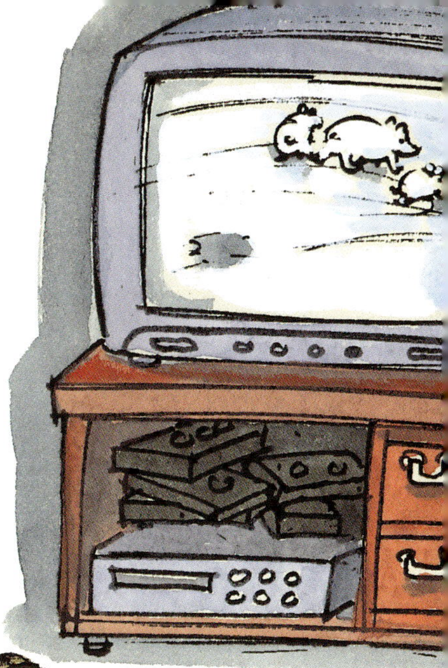

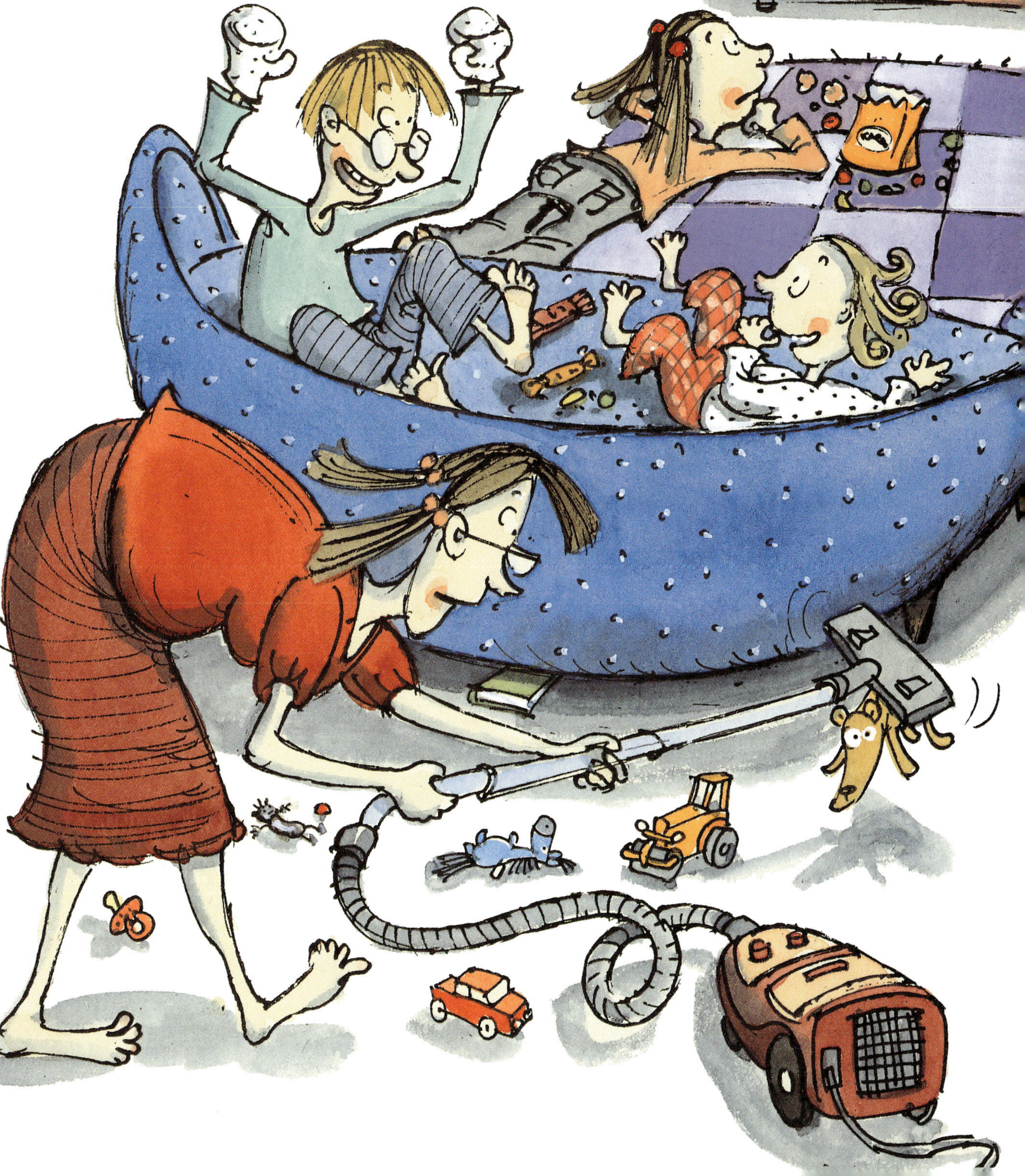

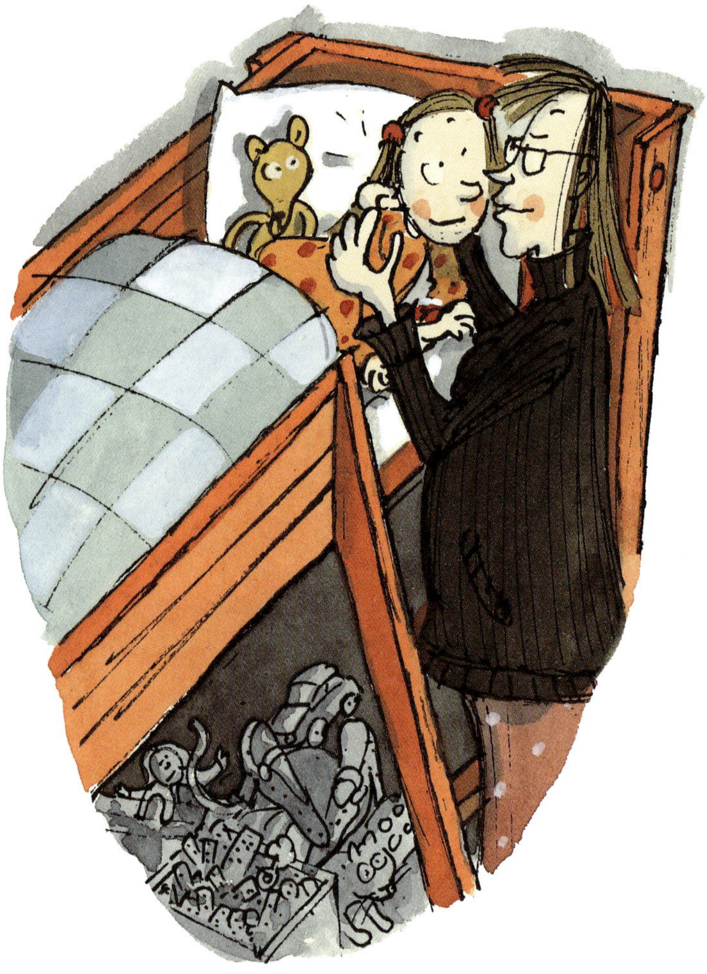

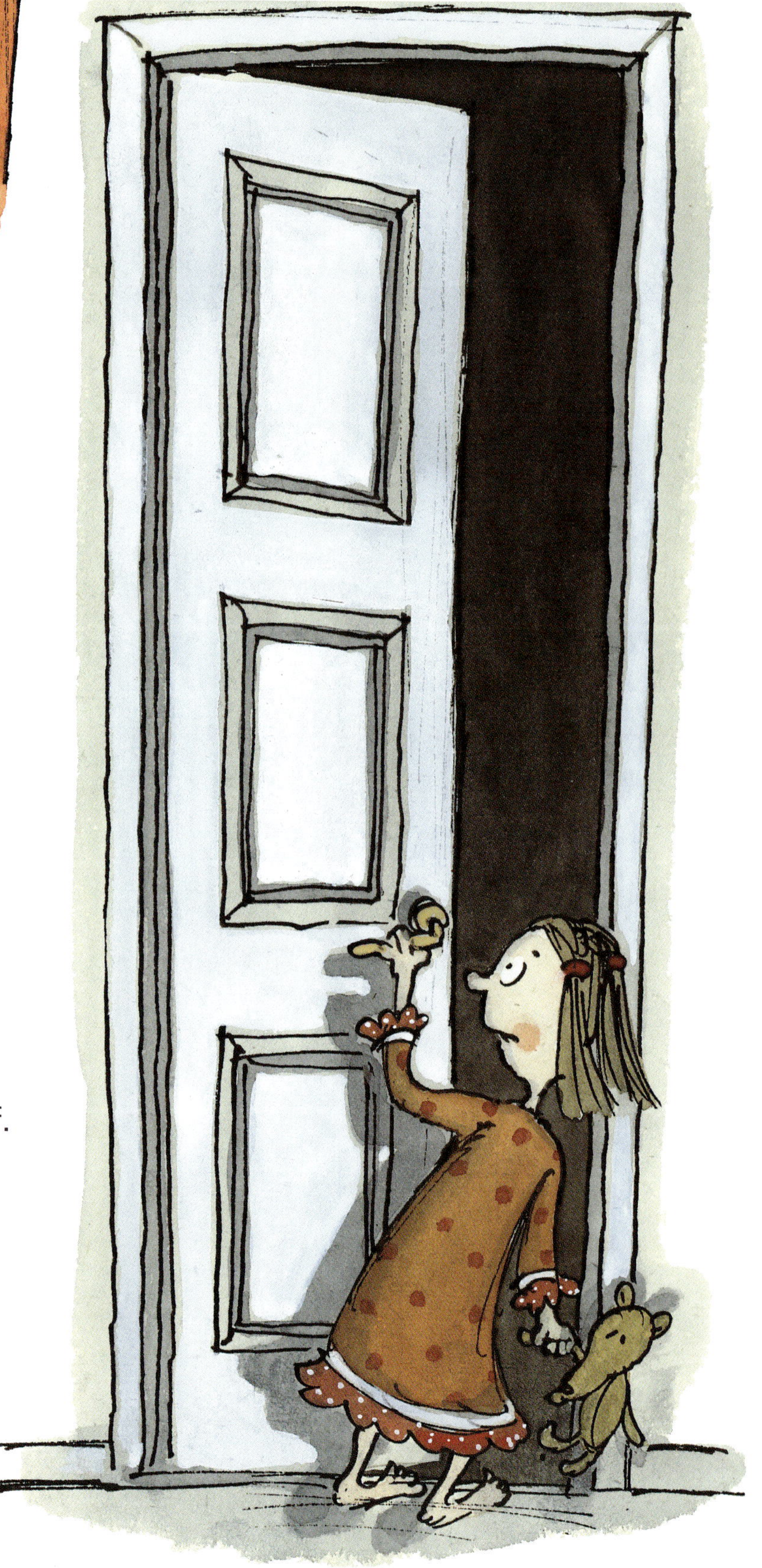

»Du warst heute so still«, sagt Mama am Abend, als sie Josefine ins Bett bringt. »Ist etwas nicht in Ordnung?«
Josefine schüttelt den Kopf.
»Dann schlaf gut! Meine kleine, große Tochter!«
Als Josefine in der Nacht aufwacht, fällt ihr sofort ein, dass sie nicht aufstehen und zu Mama gehen darf. Sie denkt an die kleinen Eisbären. Wenn sie doch aufstehen würde – nur um nachzugucken, ob Mama noch da ist ... Leise schleicht sie ins Schlafzimmer. Ja, Mama ist noch da. Josefine tapst wieder in ihr Bett.

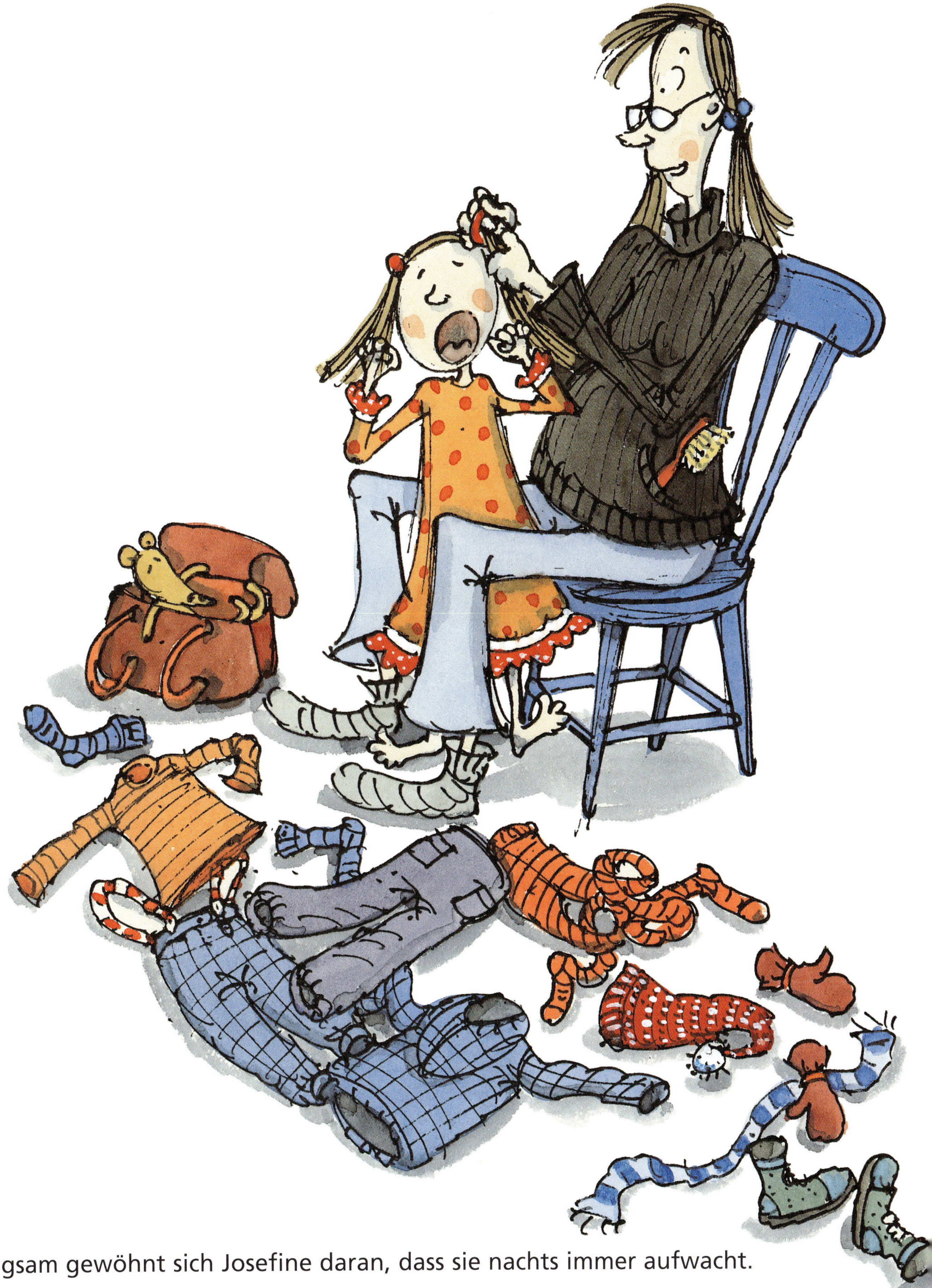

Langsam gewöhnt sich Josefine daran, dass sie nachts immer aufwacht.
Mama sieht morgens wieder munterer aus.
Josefine gähnt. »Halt die Hand vor den Mund!«, sagt Mama. »Ich will doch nicht sehen, was du gegessen hast!« Kann Mama das wirklich? Bis in den Magen runtergucken? Josefine ist zu müde, um darüber nachzudenken.

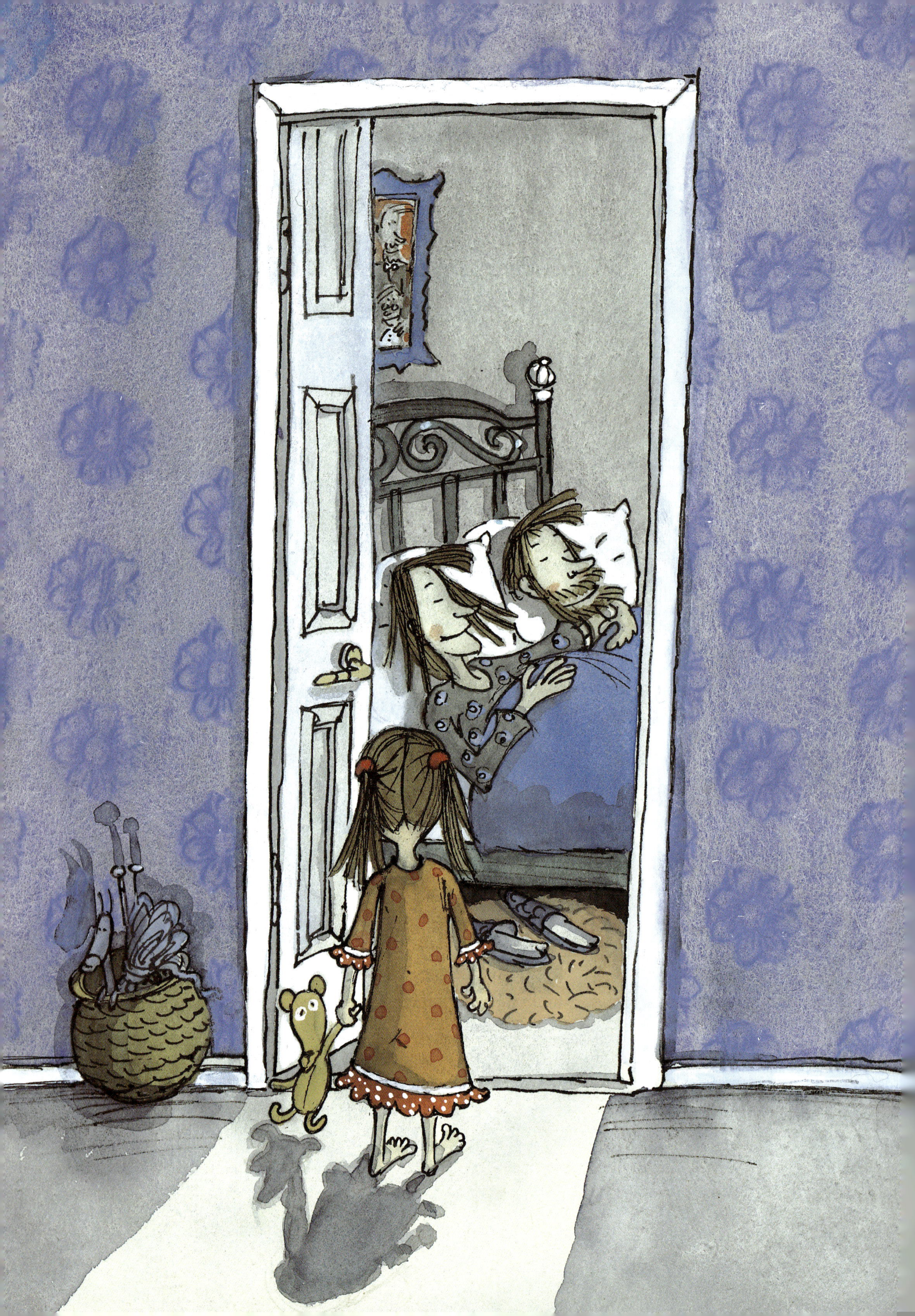

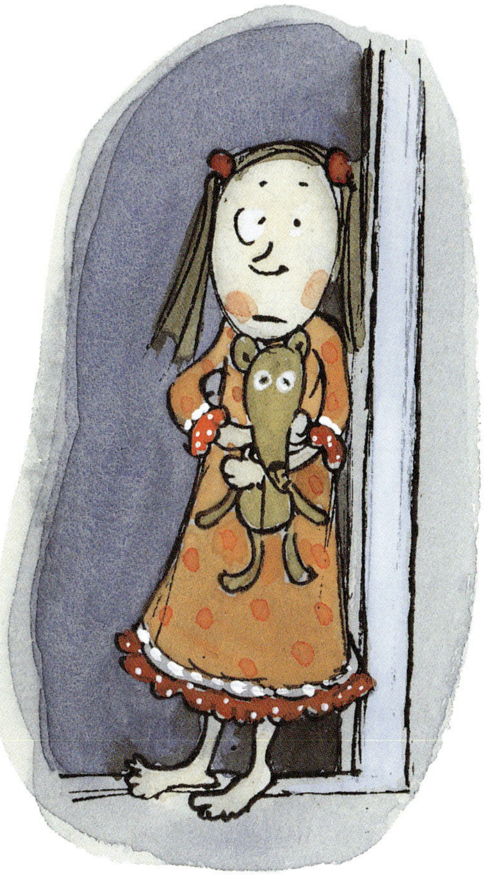

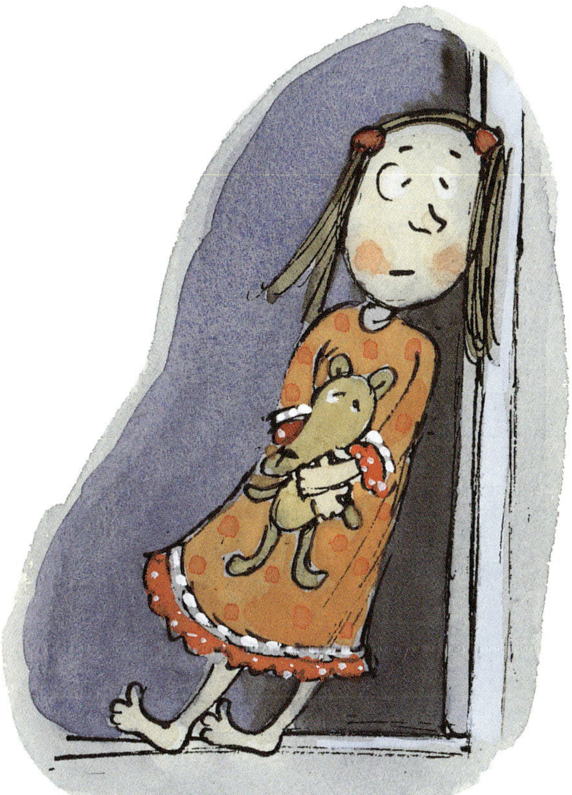

»Ich will schlafen!«, jammert Josefine. »Ich will nachts nicht nachdenken. Mam...«
Und da fällt es ihr ein. Sie soll Mama doch nicht aufwecken! Im eigenen Bett schläft man am besten.
Alle schlafen. Josefine rutscht vom Bett.
»Ich werde Mama nicht wecken«, murmelt sie.
Sie steht in der Schlafzimmertür.
Mama und Papa schlafen.

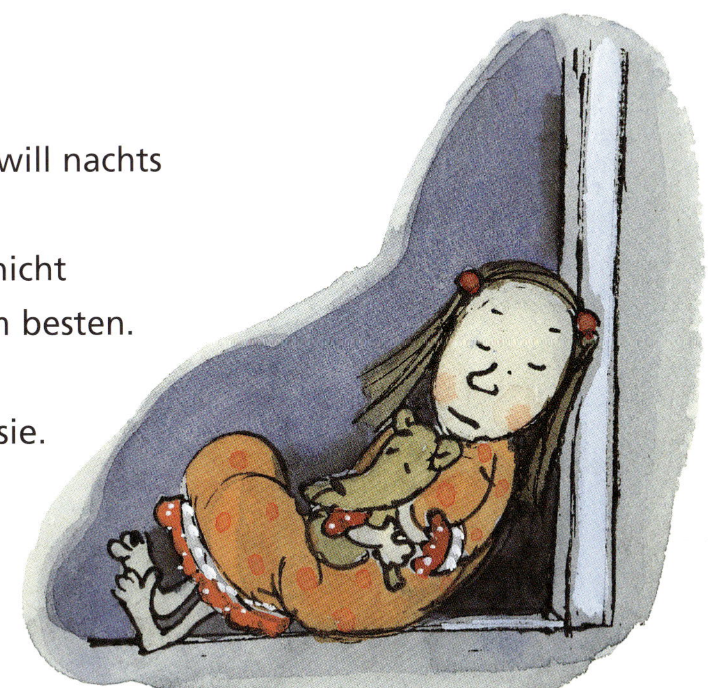

»Was um alles in der Welt ...?« Mama klingt ganz erschrocken, als sie Josefine entdeckt, die an der Schlafzimmertür eingeschlafen ist. »Warum liegst du denn hier, mein Schatz?« Mama nimmt Josefine auf den Arm und trägt sie zu sich und Papa ins Bett.

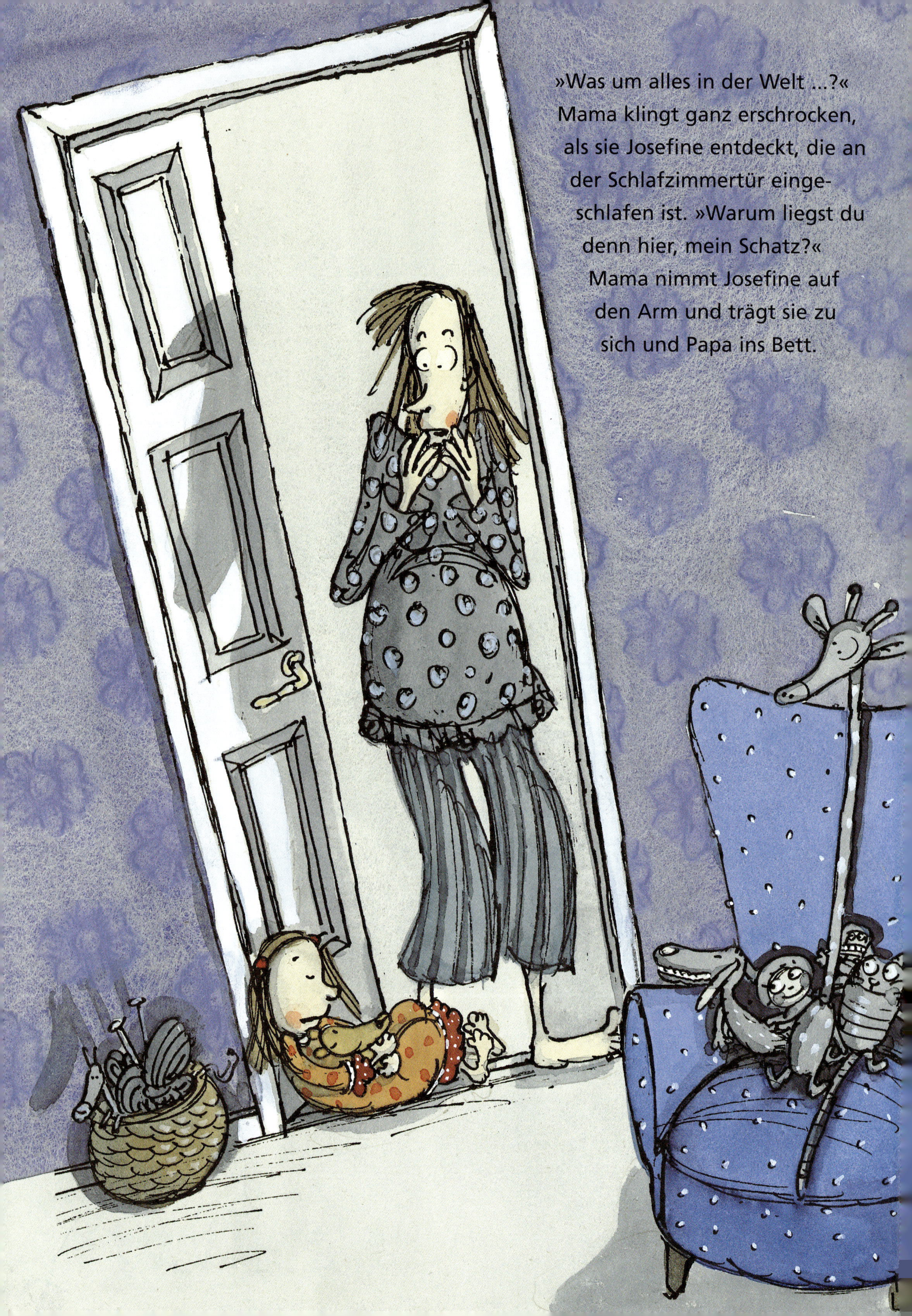

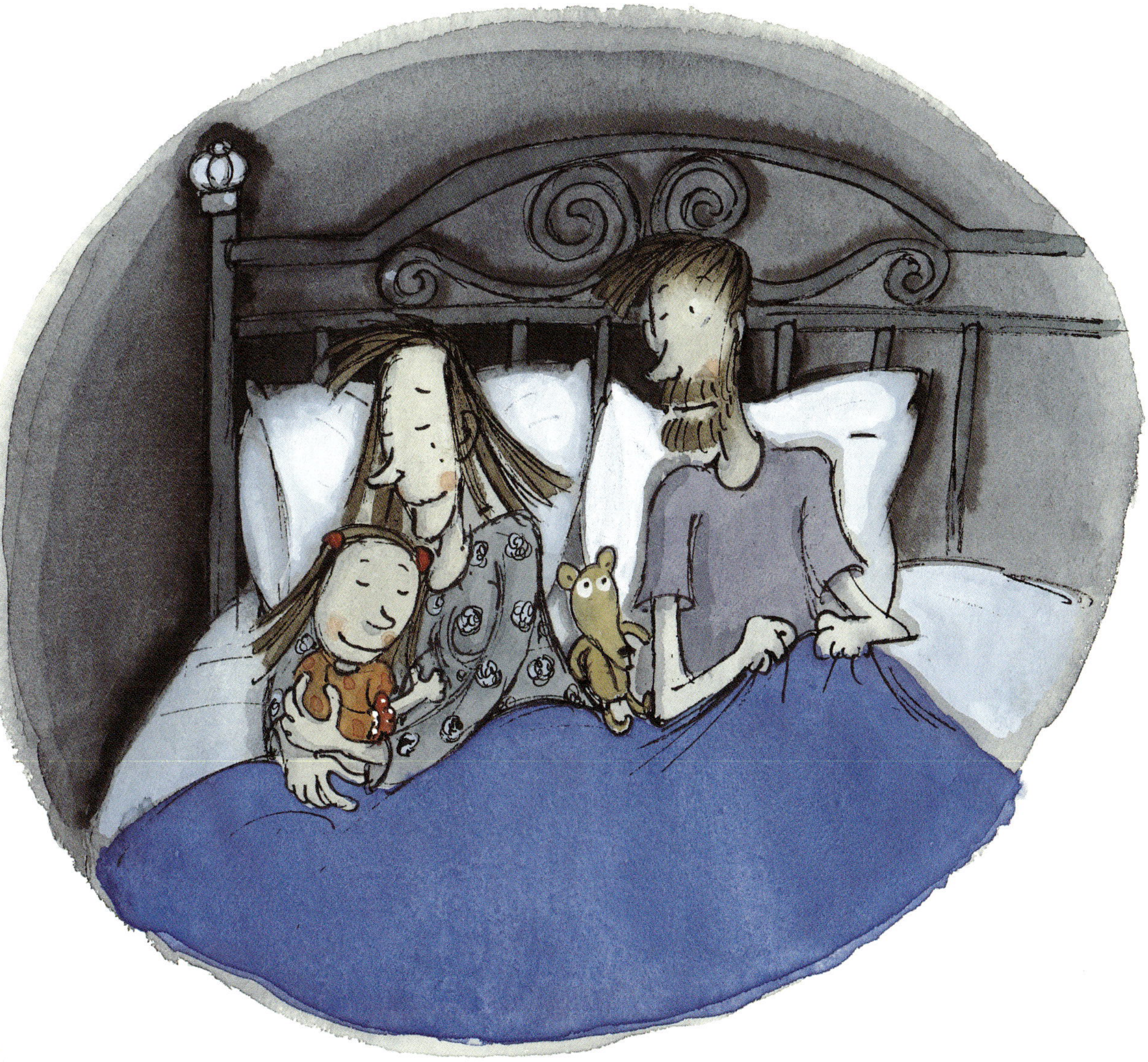

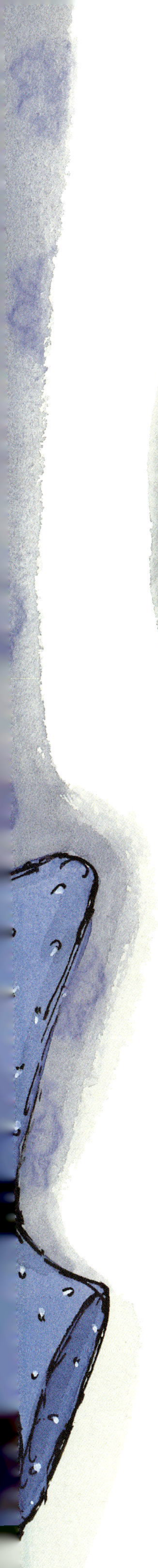

Josefine murmelt im Schlaf. »Nicht Mama wecken ...«
»Mein Schatz«, sagt Mama mit feuchten Augen, als sie die Bettdecke über Josefine breitet und sich ganz dicht an sie kuschelt.
Josefine murmelt wieder.
»Was sagst du?«, fragt Mama. »Wer ist ein Eisbär?«
Aber Josefine schläft.

Als sie aufwacht, sitzt Mama neben ihr auf der Bettkante und guckt sie an.
»Du wachst also mitten in der Nacht auf«, sagt Mama.
Josefine nickt.
»... und fürchtest dich?«, fragt Mama.
Woher weiß Mama das? Josefine nickt wieder.
»Josefine ...«
»Ich weiß!«, unterbricht Josefine sie. »Ich darf dich nicht wecken.«
»Wir wollen alle in Ruhe schlafen«, sagt Mama. »Aber wenn du Alpträume hast und dich fürchtest, ist es doch klar, dass du mich wecken darfst. Dann kommst du zu mir, versprochen?«.

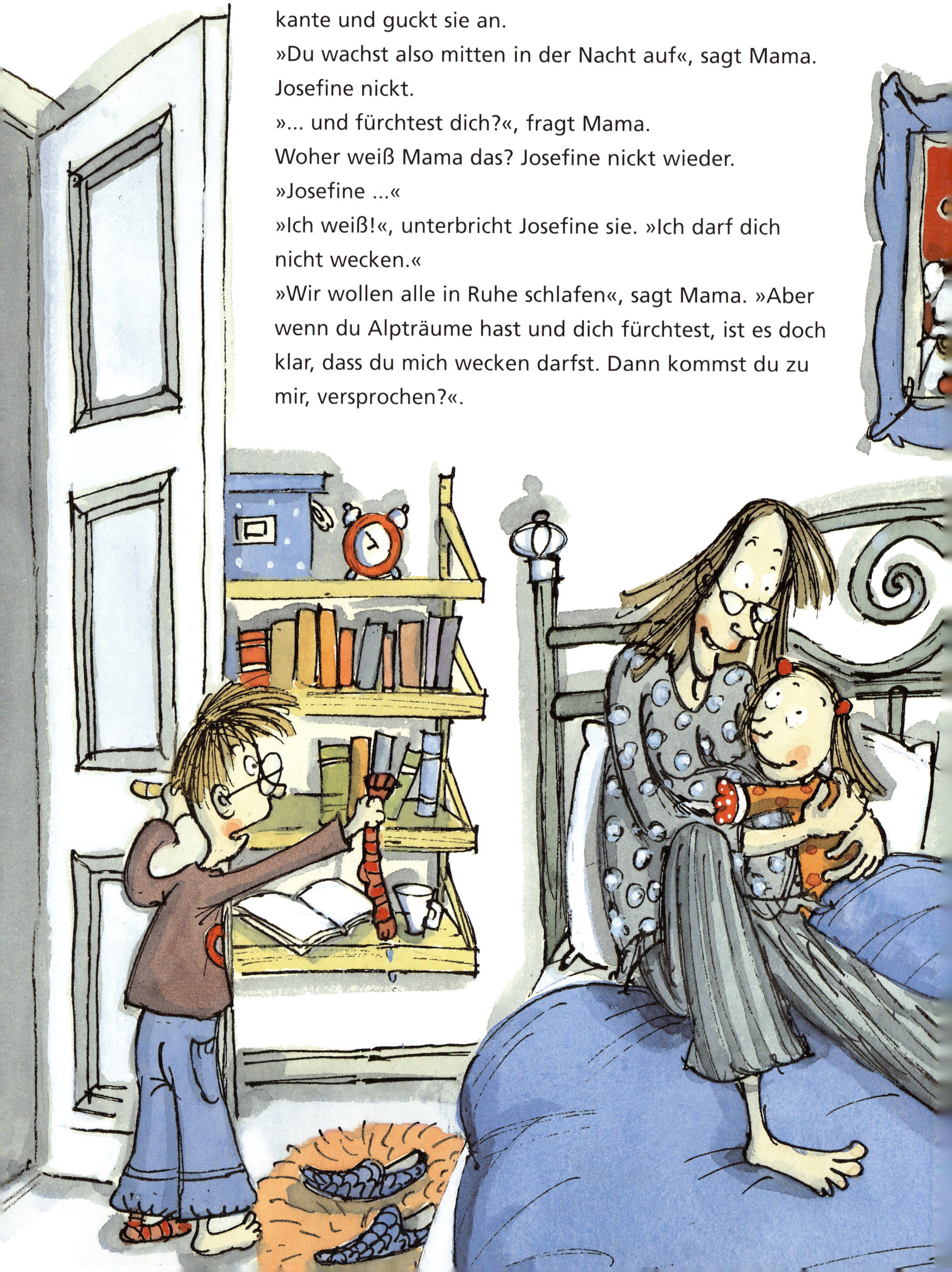

Und ob ich das verspreche, denkt Josefine und umarmt Mama.
»Aber ich komme vielleicht nicht jede Nacht«, sagt Josefine. »Ich kann mich schließlich schon alleine fürchten.« Sie lächelt und kuschelt sich an Mama.
Ganz dicht. Wie ein Eisbärenkind an seine warme Eisbärenmama.

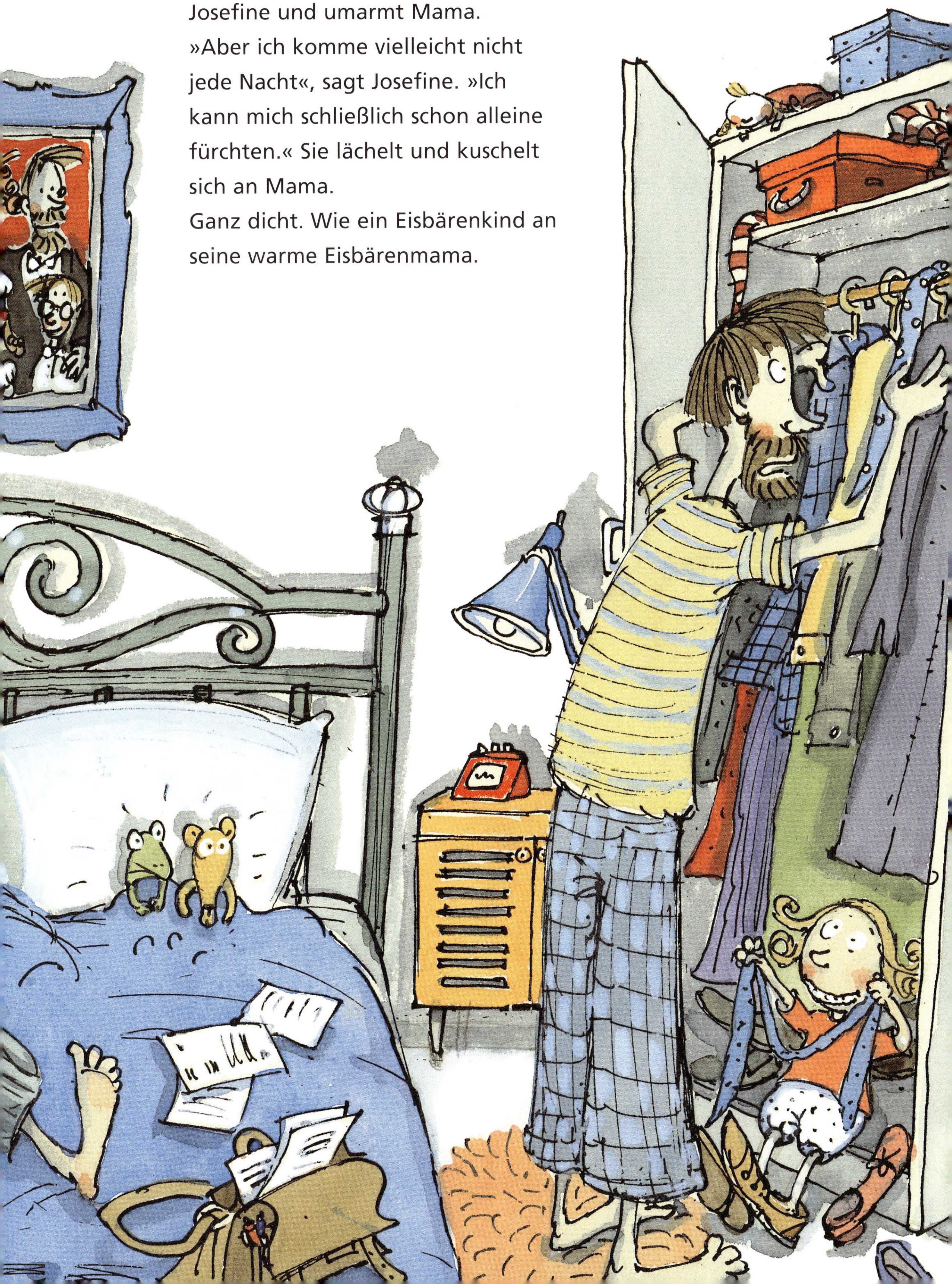

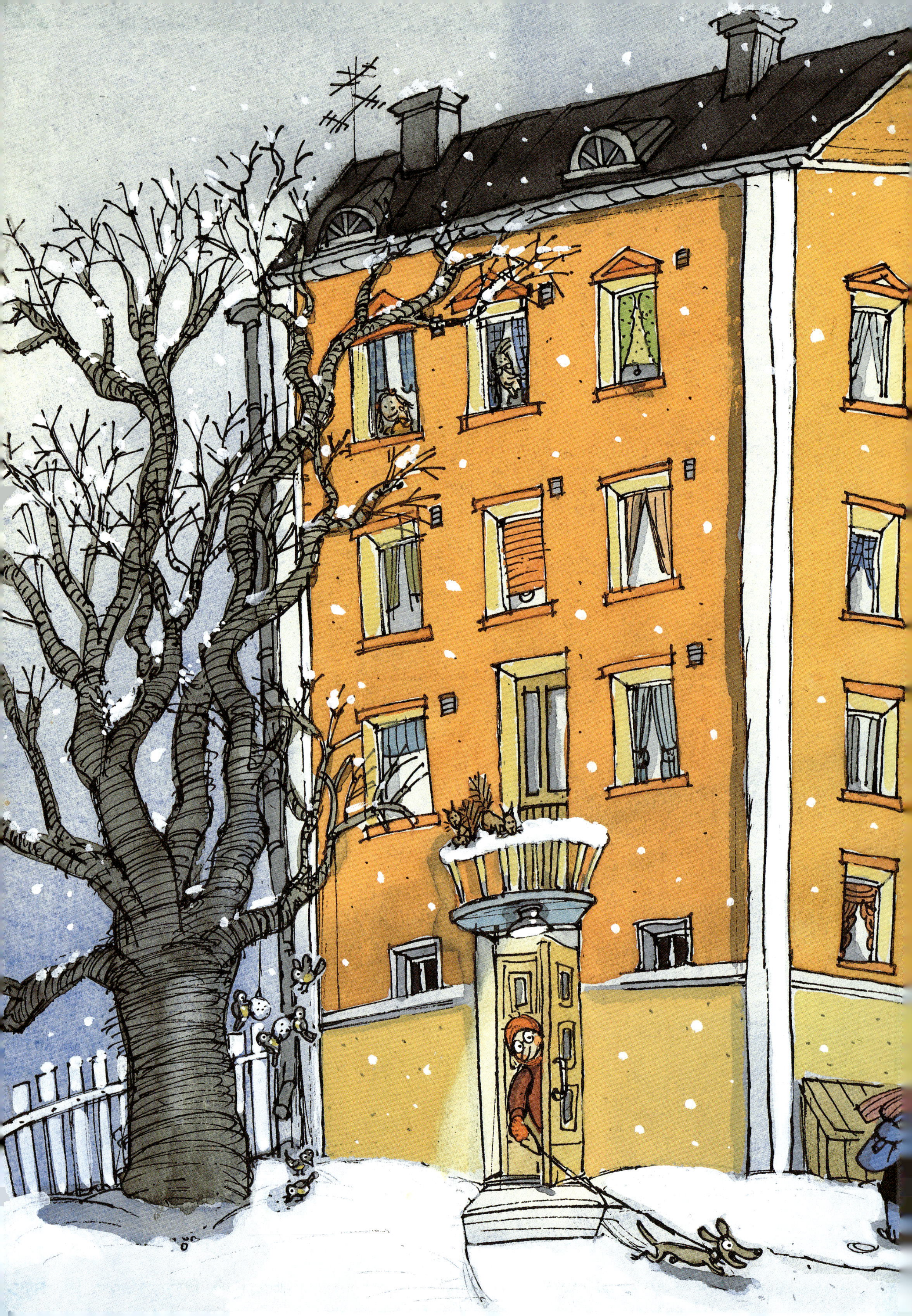